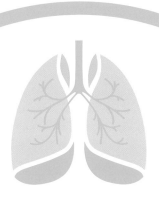

CHECK LIST と Case でわかる！

喘息・COPD・ACO
増悪マネジメント

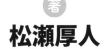

著

松瀬厚人

東邦大学医療センター大橋病院呼吸器内科 教授

JN028786

文光堂

序　文

　気管支喘息と慢性閉塞性肺疾患chronic obstructive pulmonary disease (COPD) そして両者の合併病態である喘息とCOPDのオーバーラップasthma and COPD overlap (ACO) は，非常に頻度の高い呼吸器疾患であり，呼吸器が専門でない先生方にとっても外来で遭遇される機会が非常に高い疾患です．これらの疾患では，患者さんが日常生活の中で経験される慢性的な症状を改善することはもちろんですが，生命に直結する増悪の治療と予防はそれにもまして重要です．医療経済的に見ても，喘息やCOPDに費やされる医療費の過半数が増悪に関連することも知られています．

　本書を執筆中だった2019年12月に中国の武漢で始まったSARS-CoV-2感染症であるCOVID-19のパンデミックにより，わが国においても，一時緊急事態宣言が発出され，不要不急の外出が制限される事態となりました．われわれの病院においても，症状が安定していた患者さんの受診期間はできるだけ長くしていたのですが，喘息，COPD，ACOの患者さんの中には，増悪のため予定外受診せざるを得ない方々がおられました．さらに，増悪による予定外受診をされた際にも，飛沫を発生するネブライザー吸入やNPPVの使用ができないなど，これまで以上に増悪予防の重要性を認識させられる日々でした．

　本書「CHECK LISTとCaseでわかる！ 喘息・COPD・ACO増悪マネジメント」は，喘息，COPD，ACOの診療の中でも，私が特に重要と考えている増悪に主眼をおいて，各疾患の診断基準に始まり，増悪の原因，増悪の診断と治療，増悪の予防について記載しています．特に治療関連の章では，診療ガイドラインにそったCHECK LISTを提示し，CHESK LISTのSTEPにそって実際の症例の治療を提示しています．ほかの章でも，理解を容易にするためにできるだけ多くの実際の症例を提示することを試みました．

　本書が，診療にあたられる医療従事者の方々のお役に立ち，わが国から喘息，COPD，ACOの増悪で苦しまれる患者さんが一人でも多く減ることを願っています．

　2021年4月

東邦大学医療センター大橋病院呼吸器内科教授

松瀬　厚人

目　次
CONTENTS

Ⅳ章　増悪の予防　　　　　　　　　　　　　　　　　　　　　　65

I 章

定義と診断基準

　スポーツの試合でもテスト勉強でも，まずは相手を分析して，準備しておくことが重要です．本章では，喘息，COPD，ACOの定義と診断基準を頭に入れて，相手のことをしっかり分析して準備することから始めます．

　喘息とCOPDは，ともに喘鳴と呼吸困難を伴う疾患ですが，前者は発作性，後者は労作性という違いがあります．発症要因も前者はアレルギー，後者は喫煙と明確に異なりますが，実臨床では，喫煙歴のある喘息，常に喘鳴と呼吸困難のある難治性喘息，ACOのように，両者の鑑別が困難な場合も少なくありません．日頃から診療を行っている患者さんの非増悪安定期の診断が間違っていないか，また増悪で初めて出会った患者さんの増悪が改善した後で行う治療をどうするかなどを考えるうえでも，定義と診断基準を押さえておくことは重要です．

喘息・COPD・ACOの定義と診断基準

Essence

◆ 気管支喘息の本体は慢性の気道炎症に起因する気道過敏性亢進であり，可逆性を示す気道狭窄に関連して，喘鳴を伴う発作性呼吸困難を呈する．

◆ COPDは，喫煙歴を有する中高年者に発症し，生理学的に完全には可逆的ではない閉塞性障害を示す．3大症状は，労作性呼吸困難，咳嗽，喀痰である．

◆ ACOは喘息とCOPD病態を併せもつが，さまざまなフェノタイプが存在し，対応は症例ごとに異なる．

1　定　義

■ 気管支喘息（以下，喘息）と慢性閉塞性肺疾患chronic obstructive pulmonary disease（COPD）は日常診療で遭遇する機会が非常に多い普遍的な呼吸器疾患です．典型的な場合は喘息とCOPDを明確に区別できる場合もありますが（**表1**），実際には区別が難しかったり，両者を合併する喘息・COPDオーバーラップasthma and COPD overlap（ACO）など判断に迷う場合も少なくありません．

表1　喘息とCOPDの特徴

	喘　息	COPD
発症年齢	全年齢層	中高年層
要　因	アレルギー，感染	喫煙，大気汚染
アレルギー歴・家族歴	認めることがある	認めない
気道炎症細胞	好酸球，CD4+Tリンパ球，マスト細胞	好酸球，CD8+Tリンパ球，マクロファージ
症状（咳，痰，呼吸困難）	日内変動/発作性	緩徐な進行性・持続性・労作性
気流閉塞・形態変化	原則なし，リモデリング	肺胞破壊，細気管支線維化
気流閉塞の可逆性	通常あり	なし～あり
気道過敏性	あり	なし～あり
肺拡散能	正常	低下
胸部CT上低吸収領域	認めない	認める
喀痰中細胞	好酸球	好中球
末梢血好酸球	増加	通常正常
呼気中一酸化窒素濃度	上昇	正常
ステロイド反応性	通常良好	反応性を認めない

表2 喘息，COPDおよびACO定義

喘 息
気管支喘息 (以下，喘息) は，「気道の慢性炎症を本体とし，臨床症状として変動性をもった気道狭窄 (喘鳴，呼吸困難) や咳で特徴づけられる疾患」である．気道炎症には，好酸球，好中球，リンパ球，マスト細胞などの炎症細胞，加えて，気道上皮細胞，線維芽細胞，気道平滑筋細胞などの気道構成細胞，および種々の液性因子が関与する．自然に，あるいは治療により可逆性を示す気道狭窄は，気道炎症や気道過敏性亢進による．持続する気道炎症は，気道障害とそれに引き続く気道構造の変化 (リモデリング) を惹起して非可逆性の気流制限をもたらす．
(日本アレルギー学会：喘息予防・管理ガイドライン2018[3])
COPD
タバコ煙を主とする有害物質を長期に吸入曝露することなどにより生ずる肺疾患であり，呼吸機能検査で気流閉塞を示す．気流閉塞は末梢気道病変と気腫性病変がさまざまな割合で複合的に関与し起こる．臨床的には徐々に進行する労作時の呼吸困難や慢性の咳・痰を示すが，これらの症状に乏しいこともある．
(日本呼吸器学会：COPD (慢性閉塞性肺疾患) 診断と治療のためのガイドライン2018 第5版[2])
喘息とCOPDのオーバーラップ (ACO)
慢性の気流閉塞を示し，喘息とCOPDのそれぞれの特徴を併せもつ疾患である．
(日本呼吸器学会：喘息とCOPDのオーバーラップ診断と治療の手引き2018[1])

(文献1〜3) より引用)

■ここではまず，ガイドラインに記載されている喘息，COPD，ACOの定義についてまとめてみます (**表2**)[1〜3].

2 診断基準

■喘息には診断基準は存在しませんが，診断の目安が以下のとおり示されています[3].

①発作性の呼吸困難，喘鳴，胸苦しさ，咳の反復

②可逆性の気流制限

③気道過敏性の亢進

④気道炎症の存在

⑤アトピー素因

⑥他疾患の除外

■このうち①②③⑥が診断において重要で，④が好酸球性の場合は診断的価値が高いとされています．また，⑤は喘息の診断を支持するものとなります．

■COPDは呼吸機能により，下記の診断基準があります[2].

①長期の喫煙などの曝露因子があること

②気管支拡張薬吸入後のスパイロメトリーでFEV1.0/FVC<70%であること

③ほかの気流閉塞をきたしうる疾患を除外すること

※1秒率 (FEV1.0%) ＝1秒量 (FEV1.0) ÷努力肺活量 (FVC) ×100

■また，COPDの病期は**表3**[2]のように分類されます．

表3　COPDの病期分類

病期		定義
Ⅰ期	軽度の気流閉塞	%FEV$_1$≧80%
Ⅱ期	中等度の気流閉塞	50%≦%FEV$_1$<80%
Ⅲ期	高度の気流閉塞	30%≦%FEV$_1$<50%
Ⅳ期	きわめて高度の気流閉塞	%FEV$_1$<30%

気管支拡張薬吸入後のFEV$_1$/FVC 70%未満が必須条件.

（文献2）より引用）

表4　ACOの診断基準

基本的事項	
40歳以上，慢性気流閉塞：気管支拡張薬吸入後1秒率 (FEV$_{1.0}$%) が70%未満	
COPDの特徴： 1，2，3の1項目	喘息の特徴： 1，2，3の2項目あるいは 1，2，3のいずれか1項目と4の2項目以上
1.　喫煙歴 (10パック/年以上) あるいは同程度の大気汚染曝露	1.　変動性 (日内，日々，季節) あるいは発作性の呼吸器症状 (咳，痰，呼吸困難)
2.　胸部CTにおける気腫性変化を示す低吸収領域の存在	2.　40歳以前の喘息の既往
3.　拡散障害 (DL$_{CO}$<80%あるいはDL$_{CO}$/VA<80%)	3.　呼気一酸化窒素 (FeNO) >35 ppb
	4.　1) 通年性アレルギー性鼻炎の合併 　　2) 気道可逆性 (FEV$_{1.0}$>12%かつ>200 mLの変化) 　　3) 末梢血好酸球数>5%あるいは>300/μL 　　4) IgE高値 　　　 (総IgEあるいは通年性吸入抗原に対する特異的IgE)

1) ACOの診断は，COPDの特徴の1項目＋喘息の特徴の1，2，3の2項目あるいは1，2，3のいずれか1項目と4の2項目以上.
2) COPDの特徴のみあてはまる場合はCOPD，喘息の特徴のみあてはまる場合は喘息 (リモデリングのある) と診断する.
3) ACOを診断する際に喘息の特徴を確定できない場合，喘息の特徴の有無について経過を追って観察することが重要である.
4) 通年性吸入抗原はハウスダスト，ダニ，カビ，動物の鱗屑，羽毛など，季節性吸入抗原は樹木花粉，植物花粉，雑草花粉など，である.
【参考1】胸部単純X線などで識別を要する疾患 (びまん性汎細気管支炎，先天性副鼻腔気管支症候群，閉塞性汎細気管支炎，気管支拡張症，肺結核，塵肺症，リンパ脈管筋腫症，うっ血性心不全，間質性肺疾患，肺癌) を否定する.
【参考2】咳・痰・呼吸困難などの呼吸器症状は，喘息は変動性 (日内，日々，季節性) あるいは発作性，COPDは慢性・持続性である.

（文献1）より引用）

■ACOの診断基準は国際的にいくつかのものが存在しますが，わが国の診断基準を**表4**[1]に示します.

■わが国のACOの診断基準をみると，COPDの診断はそれほど難しくありません．喘息の診断のうち，一般臨床でも可能な項目は，喘息を疑わせる変動性がある症状と若い頃からの喘息とアレルギー性鼻炎の問診，採血で末梢血好酸球数とIgE測定などがあげられます.

■末梢血好酸球は測定も容易で，COPDでも大多数の患者では安定した指標ですが，なかに

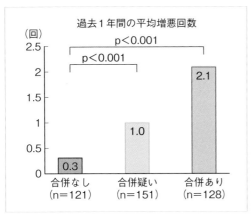
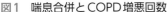

図1　喘息合併とCOPD増悪回数
（文献4）より引用）

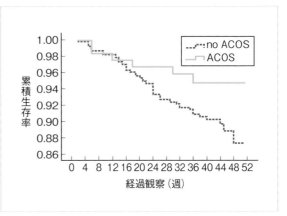

図2　ACO生命予後
ACOS：asthma-COPD overlap syndrome
（文献5）より）

は変動する場合もあります．呼吸困難症状や増悪に対する治療効果が乏しい場合は，繰り返し測定してみることが必要です．

3 │ ACOの増悪

■ ACOの増悪は，「安定期よりも呼吸困難の増加，喘鳴の出現，咳や喀痰の増加などを認め，安定期の治療の変更（全身性ステロイド・抗菌薬の投与など）が必要となる状態をいう．ただし，他疾患（心不全，気胸，肺血栓塞栓症など）の先行の場合を除く」と定義されています[3]．ACO増悪の対応を含む詳細に関しては，いまだに明確な指針は存在しません．実臨床では，増悪の症状や検査所見の中で，喘息のコンポーネントとCOPDのコンポーネントのどちらの要素が強いのかを判断し，喘息とCOPD増悪にそった治療が行われます．

■ COPD単独に比較してACOでは増悪頻度が高いという報告があります（**図1**）[4]．一方で，COPD単独よりもACOのほうが生命予後がよいという報告もあり（**図2**）[5]，ACOの喘息コンポーネントを確実に治療することの重要性が示唆されます．

4 │ ACOが臨床的に重要視される理由

■ 近年，ACOが臨床的に重要視されるようになってきたのにはいくつかの理由があります．以前から喘息とCOPDの発症に関しくは，オランダ仮説として，両疾患は遺伝的に規定される共通の要因（アトピー，気道過敏性）から発症する1つの疾患であり，環境因子（アレルゲン，喫煙，感染）の違いによって表現型が異なるだけとする考え方がありました．最近ではCOPD発症の要因として小児期の肺の発育障害が関連する，すなわち肺が小児期に十分に発育していない症例では喫煙によりCOPDを発症しやすくなる可能性があることが示されています（**図3**）[6]．この小児期の肺の発育障害の原因として感染症と並んで小児喘息が考えられており，私たちが考えている以上にCOPD患者さんの中に喘息の要素をもった患

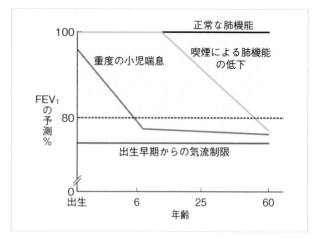

図3　COPDの病因―肺の成長障害
（文献6）より）

さんが潜んでいる可能性があります．ACOの頻度は国により，使用する診断基準によりさまざまですが，喘息患者の約20％，COPD患者では過半数を超えるという報告もあります．

■ACOが重要視される理由には，治療法の選択の問題もあります．喘息やCOPD治療の臨床研究を行う場合，前者では喫煙歴のある患者，後者では喘息合併が明らかな患者は通常除外されてしまうため，ACO患者は含まれず，ACO治療のエビデンスはなかなかでき上がりません．その結果，喘息の要素があるのに吸入ステロイドinhaled corticosteroid (ICS) が投与されない，COPDの要素があるのに気管支拡張薬が十分に投与されない症例が出てきてしまいます．

COLUMN

呼気NO (FeNO)

　気道の好酸球性炎症を評価するためには，本当は喀痰中の好酸球数をみたいところですが，受診されたタイミングでうまく喀痰が採取できることはまずありません．喘息であれば高張食塩水吸入で誘発すれば多くの場合喀痰を得ることができますが，コツと時間を要します．喘息発作が誘発されることもあります．さらには幸運に痰が得られても好酸球数を定量するのは難しく，大学などの研究機関でなければ実臨床で喀痰中好酸球数を測定するのは非常に困難です．

　一方，呼気一酸化窒素fraction of exhaled nitric oxide (FeNO) は，測定機器さえあれば非侵襲的に何回も測定することができます．FeNOが気道の好酸球性炎症と相関することは多くの報告があります．その産生原理は，喘息気道ではIL-4/IL-13からsignal transducer and activator of transcription 6 (STAT-6) を介して誘導型NO産生酵素が発現誘導されることによります（図4）[7]．

　ATS（米国胸部学会）COPDガイドラインではFeNOが25 ppb以下では好酸球性気道炎症

なし，25〜50ppbを要注意，50ppb以上で好酸球性気道炎症ありとしています．わが国では35ppb以上を臨床的に喘息病態を疑う基準値とされ，ACOの診断基準でも35ppbが採用されています．

　FeNOを評価する際には，測定値に影響を与える要素が多く存在することを考慮すべきです．例えば，ICS，喫煙はFeNOを低下させ，アレルギー性鼻炎の存在は上昇させます．喘息の既往のない健常人でも持続高値を示す例もありますので，FeNOだけですべてを片付けるのではなく，他の所見と組み合わせて総合的に判断することが重要です．

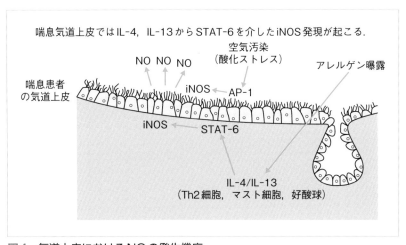

図4　気道上皮におけるNOの発生機序
iNOS：inducible nitric oxide synthase

（文献7）より引用）

文　献

1）日本呼吸器学会喘息とCOPDのオーバーラップ診断と治療の手引き2018作成委員会編：喘息とCOPDのオーバーラップ診断と治療の手引き2018．メディカルレビュー社，2017
2）日本呼吸器学会COPDガイドライン第5版作成委員会編：COPD（慢性閉塞性肺疾患）診断と治療のためのガイドライン2018第5版．メディカルレビュー社，2018
3）日本アレルギー学会喘息ガイドライン専門部会監修：喘息予防・管理ガイドライン2018．協和企画，2018
4）橋本　修ほか：慢性閉塞性肺疾患（COPD）患者および喘息合併患者における治療の現状—インターネット調査より．Prog Med 33：355-362，2013
5）Cosio BG, et al：Defining the Asthma-COPD Overlap Syndrome in a COPD Cohort. Chest 149：45-52, 2016
6）Martinez FD：Early-Life Origins of Chronic Obstructive Pulmonary Disease. N Engl J Med 375：871-878, 2016
7）Alving K, et al：Basic aspects of exhaled nitric oxide. Eur Respir Mon 49：1-31, 2010

II 章

増悪の原因

　喘息，COPDの両者において，もっとも頻度の高い増悪の原因は呼吸器感染症です．違うのは，喘息ではウイルス，COPDでは細菌が多く，前者では抗菌薬の出番は限られます．本章では喘息とCOPD増悪の原因をお示しします．

　喘息では，アルコール，薬剤，食物中のダニなど，患者さんと主治医の両方が増悪の原因と認識していない場合があります．逆に喘息があると，すべての薬剤や食物にアレルギー反応が出るので何も飲めない，食べられないという誤解も問題です．

　COPD増悪は細菌感染が原因となりますが，そもそもCOPDでは感染免疫が低下しており，ほとんどすべての感染性微生物に対して，健常人よりも感染発症リスクが高くなっています．

1 ─ 喘息増悪の原因

Essence

◆呼吸器感染症は喘息増悪の原因として最も頻度が高い.

◆食物（貯蔵ダニなど），薬剤，アルコールなど，患者自身が喘息増悪の原因と気づきにくいものがある.

■喘息の増悪，すなわち喘息発作の誘因としては多くのものが報告されています．その中には，患者さん自身，もしくは主治医が"まさかそのようなことで"と思っていることも含まれています.

■喘息増悪の一番の予防は，回避可能な誘因の確実な回避であり，誘因を知ることは患者さん自身にとっても，診療にあたる主治医にとっても重要なことです．この章ではいくつかの成人喘息増悪の誘因について述べてみたいと思います.

1 呼吸器感染症

■成人喘息と小児喘息の両方で，最も頻度が高い増悪の誘因が呼吸器感染症，特に呼吸器系ウイルスによる上気道感染，すなわち風邪（感冒）です．"風邪は万病のもと"といわれるように，ウイルス性気道感染症は喘息以外にもCOPD，心不全，ネフローゼ症候群など多くの慢性疾患で増悪因子の代表格です.

■ウイルス感染によって増悪しやすいことに加えて，そもそも喘息の患者さんでは，ウイルスに対する免疫が低下していることが知られています．古い報告にはなりますが，喘息患者と健常人のライノウイルス（RV）による自然感染の頻度と重症度を調べた研究では，両者で感染の頻度には差がないものの，重症度は喘息患者のほうが高いことが報告されています[1]．免疫不全とまではいかない喘息患者のこのウイルス免疫低下の機序に関しては，いまだ完全には明らかにされていないのですが，次のような説が考えられています.

■生体のウイルス免疫の中枢をなす細胞に，形質細胞様樹状細胞plasmacytoid dendritic cell（pDC）があります．pDCはウイルスに遭遇するとインターフェロンを産生します．pDCの表面にはIgEに対する高親和性受容体が存在しており，アトピー型喘息患者では血中のIgEがpDC上のIgE受容体に結合し，アレルゲンによって架橋されることでウイルスに対するインターフェロン産生が低下するのです（図1）[2].

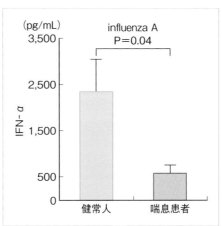

図1　健常人と喘息患者のインターフェロン (IFN) 産生量

喘息患者由来の形質細胞様樹状細胞 (pDC) からの，インフルエンザウイルス誘導性のIFN産生量は，健常人と比較して有意に低下していた．

（文献2）より引用改変）

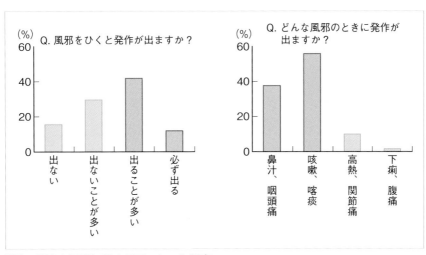

図2　喘息と風邪に関するアンケート調査

（文献3）より引用）

（1）原因となるウイルス

a. ライノウイルス

■以上のようにウイルス免疫の低下した喘息患者の気道粘膜にウイルスが感染すると喘息が増悪します．多くの呼吸器系ウイルスの中で，成人と小児の両方で喘息を増悪させる頻度が最も高いウイルスはRVです．喘息の患者さんにどのような風邪をひいたときに喘息が増悪しやすいかをアンケート調査すると，高熱型や下痢腹痛など腹部症状の強い風邪よりも，風邪自体は症状がそれほど強くない鼻風邪の場合の頻度が高いことがわかります（図2）[3]．これはRVが増悪の頻度が高いことを裏づけるデータです．RVには多くの型が存在しますが，A型とC型が喘息を増悪させる頻度が高いことが報告されています[4]．

b. インフルエンザウイルス

■インフルエンザに関しては，一般的にはRVよりも喘息増悪は起こしにくいとされています

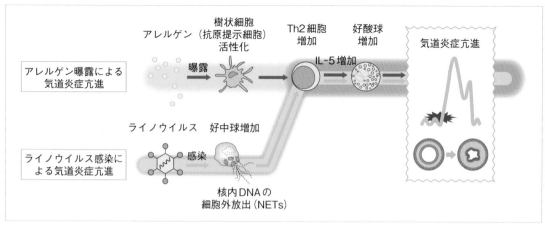

図3　ライノウイルス感染による気道炎症亢進メカニズム

（文献5）より引用）

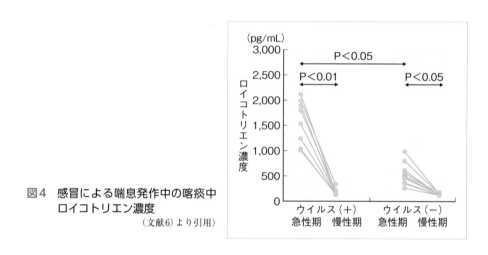

**図4　感冒による喘息発作中の喀痰中
ロイコトリエン濃度**
（文献6）より引用）

が，数年前に流行した新型インフルエンザの際には高頻度に喘息増悪の原因となりました．したがって，流行するその年に流行するウイルス株にも関連するようです．

(2) 関与する細胞とメディエーター

■ウイルス感染による喘息気道炎症の増悪には，多くの細胞とメディエーターが関与しています．紙面の都合ですべてを網羅することはできませんが，ここでは，好中球，ロイコトリエン，アセチルコリンに着目してみたいと思います．

a. 好中球

■通常，喘息気道の炎症細胞は好酸球ですが，RVの実験的感染および自然感染時に最初に気道で増加する炎症細胞は好中球であることが知られています．ウイルス感染に伴って気道に浸潤した好中球は，ペルオキシダーゼなどの顆粒蛋白と自身のDNAを細胞外に放出します（neutrophil extracellular traps：NETs）．このNETsが先行して存在するアレルギー性気道炎症の増悪に関連していることが示されています（**図3**）[5]．

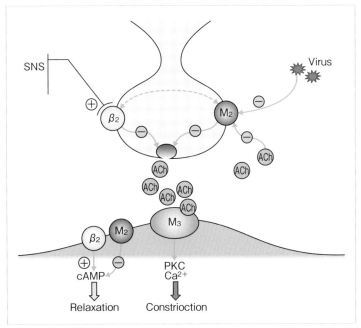

図5　アセチルコリンとウイルス感染
β_2：β_2-adrenoceptors, ACh：acteylchoine, cAMP：cyclic adenosine monophosphate, PKC：protein kinase C, SNS：sympathetic nerve system, M_2：M_2受容体, M_3：M_3受容体

（文献7）より引用）

b. ロイコトリエン

■ロイコトリエンは喘息の重要なメディエーターですが，ウイルス感染時にも，鼻汁中，喀痰中，尿中で増加します（図4）[6]．気道上皮の培養細胞にRSウイルスを感染させるとロイコトリエン合成酵素の産生が亢進します．ロイコトリエンによる平滑筋収縮や喀痰分泌は先行して存在する喘息を悪化させますが，ウイルスに対する免疫としては，収縮による咳反射と喀痰は気道からウイルスを排除する生体防御の裏返しとも考えられます．

c. アセチルコリン

■副交感神経末端から遊離されるアセチルコリンは平滑筋のM_3受容体に結合し収縮させます．一方，神経末端に存在するM_2受容体はアセチルコリンの遊離にネガティブフィードバックをかけています．ウイルスそのものあるいはウイルス感染によって気道に増加する好酸球由来の顆粒蛋白はM_2受容体の機能を傷害し，アセチルコリンの遊離を増加させます（図5）[7]．

2 食物（貯蔵ダニ）

■ハウスダスト中のダニの感作は，喘息の発症において重要ですが，ダニを吸入して喘息が増悪することは，大掃除の際に不注意で掃除機のフタが空いてしまいダニが入った大量のゴミを吸い込んでしまう場合など特殊な状況に限られます．一方で，まさかというところに存在

するダニが喘息の増悪につながることがあります.

Case 1　20代男性　アレルギー疾患の既往はない

　夕食にお好み焼きと牛乳を摂取したところ,数分後から喘鳴を伴う呼吸困難が出現したため救急外来を受診した患者さんです.来院時胸部聴診で全肺野に笛音を聴取し,全身の皮膚が発赤していました.アドレナリンの筋肉内注射とステロイドの点滴投与により全身状態は速やかに改善しました.原因検索のため血清の山芋,小麦粉,牛乳,豚肉のIgE抗体を測定したところすべて陰性でしたが,ダニに対するIgE抗体は陽性でした.母親に確認したところ調理に使用したお好み焼き粉は徳用で,1回では使いきれず,一旦開封していたものを室温でゴムで口をしばって台所の棚に保存していたということでした.患者の皮膚を使って,今回調理に使った残っていたお好み焼き粉,同じ会社の開封前の新しいお好み焼き粉,ダニアレルゲンで皮膚テストを行ったところ,ダニアレルゲンと残っていたお好み焼き粉に対して即時型皮膚反応陽性でしたが,新しいお好み焼き粉に対しては陰性でした.

☞ 賢明な読者の方はもうおわかりでしょうが,この症例は開封し,室温に放置してあったお好み焼き粉の中に混入したダニ(貯蔵ダニ)が症状の原因でした.

■ 同じような報告は,たこ焼きでもあり,欧米ではピザやパンケーキでも報告されています.日本のように高温多湿でダニが多い環境では,お好み焼き粉は徳用ではなく1回で使いきれる小袋タイプを使うか,粉が余るのであれば口がしっかりと閉まる袋に入れて,冷蔵庫内に保存し,ダニが入り込まないように注意するべきです.

3　薬　剤

■ 喘息を増悪させる薬物としては β 遮断薬と非ステロイド性抗炎症薬 non-steroidal anti-inflammatory drugs (NSAIDs) が知られていますが,ここでは後者のアスピリン喘息 aspirin induced asthma (AIA) について述べてみたいと思います.

■ AIA は cyclooxygenase (COX)-1阻害作用を有する NSAIDs により気管支喘息発作が誘発される非アレルギー性の過敏症(不耐症)と定義されます.

Case 2　58歳女性　昼食後に皮膚の発赤と呼吸困難で受診した喘息症例

　非アトピー型中等症持続型喘息,慢性副鼻腔炎の患者さんで,中用量の吸入ステロイド(ICS)で外来通院中です.午前中は全く症状がなく,昼食後に街で買い物をしていたところ次第に息苦しくなり,喘鳴も伴うようになってきたためタクシーで来院されました.来院時意識

は清明で横になると苦しいため喘息中発作と診断しました．呼吸数は30回/分で聴診器を使わなくても喘鳴が聞こえます．特徴的だったのは両目が充血し，流れるような鼻汁，前胸部の皮膚が発赤していました．

☞ 当初はアナフィラキシーを疑い，昼食や内服薬の確認をしていたところ，ほのかにメントール臭があることに気づきました．患者さんの首元をみると湿布薬が貼ってあります．「お昼ご飯を食べて街に出る前に首が痛かったので湿布を貼りました」と言われ，湿布薬によるAIAと考え，湿布薬をはがし喘息発作の治療を行い改善しました．

■ 喘息と新たに診断した際には，特にAIAには気をつけて，薬を処方されたり購入したりする際には喘息だということを伝えるように指導しています．

■ この患者さんも喘息と診断されてからは用心して，病院から処方される薬以外は内服したことはありませんでしたが，ご家族が薬局から買ってきた湿布を貼ったということでした．

■ アスピリン発作の典型的な症状としてはNSAIDsの使用後に，強い鼻閉・鼻汁，顔面紅潮，流涙が先行し，時に致死的となるような激烈な喘息発作が誘発されるので投薬には注意が必要です．しかし喘息患者の大多数を占める非AIA喘息患者では安全にNSAIDsが使用できることも重要です．「あなたは喘息だから痛み止めは飲んではいけません」といういまだにこのような主治医の誤った知識のために，喘息であれば誰でもNSAIDsを使用できないと思い込み，痛みに苦しんでいる喘息患者さんが多くみられます．

■ AIA患者は全喘息患者の約1割弱と推定されています．小児にはまれで，中年以降の後天発症が多く，女性に多いことが知られています．典型的には思春期以降に発症する重症の非アトピー喘息に合併し，鼻茸・無臭症（嗅覚低下）を高率に合併します．

■ AIAの病態には解明されていない部分も多くありますが，「薬物アレルギー」ではないことが知られています．メカニズムとして，COX-1阻害薬を投与されると，痛み物質を作る経路でロイコトリエン（強力な気管支収縮物質）が過剰産生される体質になっていることが考えられています．

■ AIA診断の基本は「詳細な問診」と「負荷試験」です．後天発症なので，これまでのNSAIDsの安全な使用歴はAIAでないことを担保するものではありません．しかし，これまでに明らかな発作誘発歴があればAIAと考える根拠になります．病歴がはっきりしない場合には，専門医により管理された安全な"負荷試験"が必要です．また嗅覚障害の存在はAIAの合併を強く疑わせます．鼻茸や副鼻腔炎の手術歴などの問診も必須です．

■ 喘息発作への対応については，AIA患者も非AIA患者も基本的には変わりなく，気管支拡張薬と全身性ステロイド投与が治療の中心となります．しかし，AIA患者ではコハク酸エステル構造をもつ注射用ステロイド（例：ソル・メドロール®，ソル・コーテフ®，サクシゾン®）に対して過敏性を有していることがあり，緩徐な点滴静注であれば問題なく投与できる症例もありますが，これらの薬剤の急速静注は禁忌であり，リン酸エステル構造の注射用ステロイド（例：リンデロン®，デカドロン®）を点滴静注で用いることも覚えておく必要があります．

　解熱鎮痛薬による喘息発作誘発の病歴はありませんでしたが，非アトピー型喘息，中年女性，副鼻腔炎もありAIAは考慮すべきでした．一方，患者さんは当方の指導に従って，内服薬や注射薬には用心しておられたわけですが，湿布薬に解熱鎮痛薬が含まれていることが盲点になってしまいました．点眼のβ遮断薬で喘息発作が誘発されることもあります．喘息患者さんではすべての薬剤に注意する必要があることを指導すべきです．

4　アルコール

■飲酒が喘息に与える影響については，アルコール代謝に関する人種差が関連します．白色人種においては，アルコールによる気道平滑筋の弛緩作用，副交感神経麻痺，精神的リラックスにより喘息を改善させることもあります．白色人種においても，アルコール中のホップや真菌に対するアレルギー，含有色素によるAIA様増悪，高濃度アルコールによる直接刺激作用などによって喘息が増悪することもあります．一方，われわれ黄色人種においてはこれらの機序とは別にアルコール誘発喘息が一部の患者において認められます．

■アルコールの分解を黄色人種と白色人種で比較すると，アセトアルデヒド脱水素酵素 (ALDH) 活性に人種差が存在します．白色人種ではほぼ100％が正常の活性を示すのに対して，黄

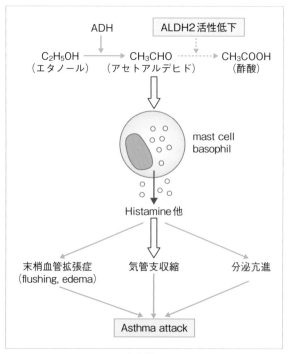

図6　アルコールによる喘息増悪

色人種では正常活性を有する人は約半数しかいません．この事実をもとにアルコール喘息の発症機序は次のように考えられます（図6）．アルコールによりALDH活性が低い日本人喘息患者の約半数で血中にアセトアルデヒドが増加します．飲酒後に血中に増加したアセトアルデヒドは白血球を直接に刺激してヒスタミンが遊離され，血管拡張作用により顔面紅潮，平滑筋収縮作用，分泌亢進作用により喘息発作が生じます．臨床の場では喘息患者に対しては，飲酒により顔が赤くなるのであれば，喘息が増悪する可能性があることを指導します．未成年の喘息患者に対してはエタノールパッチテストを行い，皮膚が発赤するのであれば将来飲酒による喘息増悪が起こる可能性を注意することができます．

5 ｜ その他の誘因

■ 運動，有経女性の月経，妊娠，温度や気圧の変化でも喘息発作は誘発されます．職業の関連した抗原曝露により誘発される職業誘発喘息も多数報告されています．

文 献

1) Corne JM, et al：Frequency, severity, and duration of rhinovirus infections in asthmatic and non-asthmatic individuals：a longitudinal cohort study. Lancet **359**：831-834, 2002
2) Gill MA, et al：Counterregulation between the FcepsilonRI pathway and antiviral responses in human plasmacytoid dendritic cells. J Immunol **184**：5999-6006, 2010
3) 福島千鶴ほか：質問紙法を用いた感冒による喘息の増悪に関する実態調査．日呼吸会誌 **43**：396-400，2005
4) Chen WJ, et al：Epidemiologic, clinical, and virologic characteristics of human rhinovirus infection among otherwise healthy children and adults：rhinovirus among adults and children. J Clin Virol **64**：74-82, 2015
5) Toussaint M, et al：Host DNA released by NETosis promotes rhinovirus-induced type-2 allergic asthma exacerbation. Nat Med **23**：681-691, 2017
6) Matsuse H, et al：Naturally occurring parainfluenza virus 3 infection in adults induces mild exacerbation of asthma associated with increased sputum concentrations of cysteinyl leukotrienes. Int Arch Allergy Immunol **138**：267-272, 2005
7) Lipworth BJ：Emerging role of long acting muscarinic antagonists for asthma. Br J Clin Pharmacol **77**：55-62, 2014

2 — COPD増悪の原因

Essence

- COPD増悪は患者の生命予後を悪化させる.
- 呼吸器感染症はCOPD増悪の原因として最も頻度が高い.
- 下気道の細菌叢構成がCOPD増悪に関連する.

1 COPD増悪とは

■喘息増悪(発作)のように,安定期と増悪期の患者さんの状態が明らかに変化する場合と違って,COPDの患者さんでは安定期と増悪期の境目が曖昧で,定義もやや歯切れが悪くなってしまいます.わが国のCOPD診療ガイドラインでは,COPD増悪は,「息切れの増加,咳や痰の増加,胸部不快感・違和感の出現あるいは増強などを認め,安定期の治療の変更あるいは追加が必要となる状況をいう.ただし,他疾患(心不全,気胸,肺血栓塞栓症など)の先行の場合を除く.症状の出現は急激のみならず緩徐の場合もある」と定義されています[1].

2 COPD増悪の影響

■COPD増悪は,短期的,長期的に患者さんや医療経済に大きな悪影響を与えます.特に死亡率が高くなることは重要で(図1)[2],高齢,男性,低体重,低い生活の質(QOL),高炭酸ガス血症,肺高血圧の合併,長期酸素療法の必要などが増悪後の死亡のリスクファクターとされています.COPD患者さんにかかる医療費の過半数が増悪のために費やされていることも問題です.

3 COPD増悪のリスクファクター

■COPD増悪はどのような患者さんにも起こり得ますが,特に重症な入院を要する増悪のリスクファクターとして,低肺機能,過去の増悪歴,高齢,長いCOPD罹患歴,併存症の存在,高炭酸ガス血症と低酸素血症,長期酸素療法中であることなどがあげられます.

4 COPD増悪の原因

■COPD増悪の原因としては呼吸器感染症と大気汚染の頻度が高く,約3分の1の増悪では原

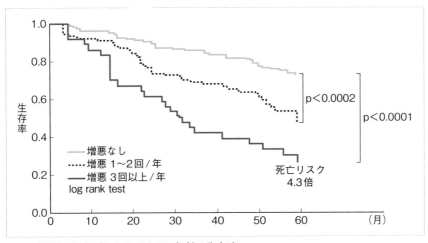

図1　増悪の頻度別にみたCOPD患者の生存率
対象：男性のCOPD患者304例
試験：1年間に起こる増悪の回数別に3群に分け，5年間にわたり観察した．

（文献2）より引用）

因が不明とされています．ここでは呼吸器感染症を中心にCOPD増悪の原因について解説したいと思います．

■COPDでは感染免疫が低下しており，肺炎，肺結核，インフルエンザなどの発症が健常人に比較して有意に高率で，またCOPDの重症度が進行するにつれてこれらの感染症の危険性が増加します．肺真菌症についても同様で，かつては陳旧性肺結核の空洞内に認められることが多かった菌球型のアスペルギルス症は，現在ではCOPDのブラ内に認められることが多くなっています．さらに通常は骨髄移植後などの免疫不全状態にしか認められなかった最重症の侵襲性肺アスペルギルス症が吸入ステロイド（ICS）使用中のCOPD患者に認められることがあります．このように元来COPDでは呼吸器感染症に感染しやすい状況にあることがわかります．

■COPD増悪の原因となる呼吸器感染症の原因微生物のうちの40〜50％が一般細菌，30％がウイルス，5〜10％が非定型病原菌であり，さらに10〜20％の症例で2種類以上の原因菌が感染しているとする報告があります．COPDに合併しやすい呼吸器感染症の原因微生物として，一般細菌ではインフルエンザ菌，*Moraxella catarrhalis*，肺炎球菌，さらに重症例では緑膿菌の頻度が高く，ウイルスでは，インフルエンザウイルス，パラインフルエンザウイルス，アデノウイルスなどの頻度が高いとされますが，感冒の原因として最も頻度の高いライノウイルス（RV）も中等症から重症のCOPD増悪患者から高頻度に検出されます．

■従来の感染症の診断は，喀痰などの検体を想定される細菌に適した培地上で培養し，生えてきた菌を同定するという方法で行われてきました．この方法では，臨床的に呼吸器感染症による増悪が疑われるCOPD症例において，原因菌が同定される頻度は半数以下でした．近年，分子生物学的手法を用いて，下気道の細菌を網羅的に評価する方法が臨床応用され，COPD病態におけるmicrobiomeが注目されています．

> MEMO ▷ **microbiome**
>
> 　microbiomeは，人体に存在する常在菌叢を構成する細菌種のゲノムの総体を指す用語です．人体の常在菌叢は「第2の臓器」とたとえられ，「ヒトはヒトゲノムとヒトmicrobiomeからなる超有機体である」と提唱されているほどです．近年，microbiomeの研究は飛躍的に前進し，呼吸器系のmicrobiomeも明らかになってきました．これによると健常人の下気道にも口腔，鼻咽頭よりは少量ながら常在細菌叢が存在することが示されています．

■一方，安定期のCOPD患者では健常人に比較して多様性に富んだmicrobiomeが認められ，COPDの重症度が上がるにつれてmicrobiomeの多様性が失われます（図2）[3]．COPD増悪期の下気道microbiomeに関しては，同一患者の増悪前，増悪中，増悪改善後に連続して採取した喀痰を用いた興味深い報告がなされており[4]，増悪期にはmicrobiomeの量は増えないが，microbiomeを構成する菌分類群の中には，増悪により発現頻度が増加するも

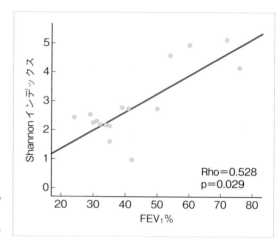

図2　microbiomeの多様性とCOPD重症度の関連
COPD患者の喀痰中細菌の多様性（Shannonインデックス）が低下すると，肺機能（1秒率）は有意に低下する．
（文献3）より引用）

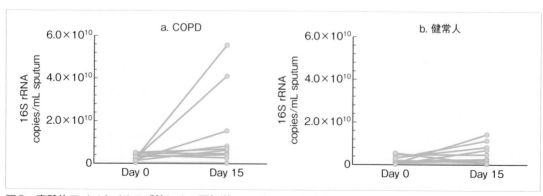

図3　実験的ライノウイルス感染による下気道microbiomeの変化
経鼻的ライノウイルス感染によりCOPD患者（a）の喀痰中細菌量は感染15日後に有意に増加するが，健常人（b）では変化しない．

（文献5）より引用改変）

のと減少するものが存在することが明らかになっています．自然増悪ではありませんがCOPD患者と健常人に経鼻的に実験的RV感染を行い，感染前後の誘発喀痰中のmicrobiomeの変化をみた研究では，健常人においてはRV感染では下気道由来の菌量も構成菌の頻度も変化しないのに対して，COPD患者では菌量が増え，構成菌も有意に変化することが示されています (図3)[5]．

COLUMN

COVID-19と喘息・COPD

2019年末に中国の武漢で報告された新型コロナウイルスすなわちSevere Acute Respiratory Syndrome Coronavirus 2 (SARS-CoV-2) の感染症であるcoronavirus disease (COVID-19) は，瞬く間に世界中をパンデミックに陥れました．わが国もその例外ではなく，緊急事態宣言が出されていた2020年のゴールデンウィーク中には，例年であれば大勢の人で大混雑する空港や駅に人がいない異様な光景がみられました．私たちの病院は，日本で最も患者数の多い東京都内で，中等症以下のCOVID-19患者さんの入院を受け入れてきましたが，有効で確立された治療法がない中で神経をすり減らす日々の連続でした．そんな中，多くの医師と患者さん自身が心配されていたことは，喘息やCOPDの患者さんは，SARS-CoV-2の感染および増悪のリスク因子となるのではないか，また特に喘息の治療には欠かせないICSの使用が感染のリスクを上げてしまうのではないかということでした．この問題はさまざまな地域から時に異なる結果が発表され，いまだに完全には解明されてはいませんが少しずつ明らかになってきています．

SARS-CoV-2出現以前の呼吸器系ウイルスによる気道感染は，喘息増悪の最も頻度の高い誘因である一方，健常人と比較して，喘息というだけでウイルスに感染する頻度は変わらないが，一旦感染すると喘息患者のほうが症状が重く，持続が長いことが報告されています．喘息がCOVID-19の感染リスクや重症化のリスクとなるかどうかに関しては，現時点では否定的な報告が多いようです[6]．SARS-CoV-2の受容体はangiotensin-converting enzyme 2 (ACE2) ですが，その発現は健常人と喘息患者で同等で，ICSの使用によってACE2の発現が低下することも報告されています[7]．これらの報告から考えると，特にICSで適切に治療されている喘息はCOVID-19の発症や増悪のリスクとはなりにくいと考えられます．

COPDの増悪の原因は通常は細菌感染ですが，ウイルス感染が原因となることもあります．COPDがCOVID-19発症リスクとなるかどうかに関しては，比較的発症頻度が低いとする報告も多いのですが，元来COPDは積極的に肺機能検査や胸部CTが行われないと見過ごされやすい疾患であり，海外からの報告は過小評価されている可能性もあります．重症化に関してはわが国のCOVID-19の診療の手引きにおいても重症化リスク因子として取り上げられています[8]．この表1では，COPD発症の2大要因である高齢と喫煙もリスク因子となっており，COPDの存在は重症化リスクと考えるべきです．喘息とは逆にCOPDや喫煙

表1　COVID-19の重症化のリスク因子

重症化のリスク因子	重症化のリスク因子かは知見が揃っていないが要注意な基礎疾患等
・65歳以上の高齢者 ・慢性閉塞性肺疾患（COPD） ・慢性腎臓病 ・糖尿病 ・高血圧 ・心血管疾患 ・肥満（BMI 30以上）	・生物学的製剤の使用 ・臓器移植後やその他の免疫不全 ・HIV感染症（特にCD4＜200/L） ・喫煙歴 ・妊婦 ・悪性腫瘍

（文献8）より引用）

者ではSARS-CoV-2受容体であるACE2発現が上昇していることが重症化の要因かもしれません[9]．

　まとめると，COVID-19に関して，喘息やCOPDがあるからといって過度に心配する必要はありませんが，流行期においては，すべての人が行うべき3密を避ける行動変容や手指衛生をしっかりと行い，特に喘息患者さんではICSをこれまで以上にきちんと使用して，日頃のコントロール状況をよくしておくことが重要です．

文 献

1）日本呼吸器学会COPDガイドライン第5版作成委員会編：COPD（慢性閉塞性肺疾患）診断と治療のためのガイドライン2018第5版．メディカルレビュー社，2018

2）Soler-Cataluña JJ, et al：Severe acute exacerbations and mortality in patients with chronic obstructive pulmonary disease. Thorax 60：925-931, 2005

3）Garcia-Nuñez M, et al：Severity-related changes of bronchial microbiome in chronic obstructive pulmonary disease. J Clin Microbiol 52：4217-4223, 2014

4）Huang YJ, et al：Airway microbiome dynamics in exacerbations of chronic obstructive pulmonary disease. J Clin Microbiol 52：2813-2823, 2014

5）Molyneaux PL, et al：Outgrowth of the bacterial airway microbiome after rhinovirus exacerbation of chronic obstructive pulmonary disease. Am J Respir Crit Care Med 188：1224-1231, 2013

6）Zhang JJ, et al：Clinical characteristics of 140 patients infected with SARS-CoV-2 in Wuhan, China. Allergy 75：1730-1741, 2020

7）Peters MC, et al：COVID-19-related genes in sputum cells in asthma. Relationship to demographic features and corticosteroids. Am J Respir Crit Care Med 202：83-90, 2020

8）厚生労働省：新型コロナウイルス感染症（COVID-19）診療の手引き第3版．2020年9月

9）Leung JM, et al：ACE-2 expression in the small airway epithelia of smokers and COPD patients：implications for COVID-19. Eur Respir J 55：2000688, 2020

Ⅲ 章

増悪の診断と治療

　増悪は喘息では時に死に直結し，COPDでは増悪から一旦は回復できても，長期的には死亡率を低下させるなど重要な臨床イベントです．以前に比較すると増悪の頻度，喘息死ともに減少傾向にはあるものの，その診断と治療には豊富な知識と経験が要求されます．

　本章では喘息，COPD，ACOの増悪の診断と治療について，診療ガイドラインにそったCHECK LISTのSTEPにそって実際の症例を提示しながら解説していきます．

1—喘息増悪の診断と治療

CHECK LIST

STEP 1　喘息増悪時の問診と身体所見

《増悪時には問診と診察により増悪の原因と発作強度を速やかに判定》

☑ 発症の時間と増悪の原因

☑ 服薬状況（最後に使用した薬剤とその時間，およびステロイド薬の使用の有無）

☑ 喘息による救急外来の受診歴・入院歴の有無

☑ 喘息による呼吸不全・挿管の既往の有無

☑ 心肺疾患および合併症の有無

　　☞ 心不全，気胸，肺血栓塞栓症などは特に注意を要する．

☑ アスピリン喘息（NSAIDs過敏喘息）・薬物アレルギーの有無

STEP 2　喘息増悪の重症度の評価

《重症度を評価》

☑ 呼吸困難の程度

　　☞ 小発作/中発作/大発作/重篤発作を速やかに判断．

STEP 3　喘息増悪時の検査所見

《下記の検査を行う》

☑ パルスオキシメトリー・動脈血ガス分析

　　☞ まず酸素飽和度（SpO_2）を測定．動脈血ガス分析で炭酸ガス分圧（$PaCO_2$）を測定．

☑ 胸部単純X線検査・胸部CT

　　☞ 胸部単純X線で心臓喘息との鑑別，気胸・肺炎などの合併症を確認．

　　☞ 喘息発作中にCTを行うことで，軽度の肺炎，合併する好酸球性肺疾患，気管支壁の肥厚，喀痰貯留が見つかることもある．

☑ 心電図・心エコー

　　☞ 心臓喘息，肺血栓塞栓症による急性の呼吸困難との鑑別，気管支拡張薬の副作用による頻脈や心筋障害の検出．

☑ 血液検査

　　☞ 好酸球数の著増：好酸球性は疾患（ABPA，EGPAなど）の合併が疑われる．

　　☞ 循環器疾患との鑑別：BNP・D-dimer

STEP 4 | 喘息増悪時の薬物療法

《喘息増悪時には短時間作用性気管支拡張薬とステロイドの全身投与を中心に治療を行う》

☑ **SABA（短時間作用性β_2刺激薬）**

☞ 喘息発作時の第一選択薬

☑ **テオフィリン薬**

☞ 前投与のない症例では気管支拡張効果を示す．

☞ 投与量には細心の注意を払う．

☑ **副腎皮質ステロイド薬の全身投与**

☞ 成人喘息が発作で予定外受診の場合には必須．

☞ 全身性の過敏反応に注意．

STEP 1 | 喘息増悪時の問診と身体所見

■ 喘息の増悪，すなわち喘息発作は，発作のない平常時に比較して，明らかに呼吸機能が悪化する状態で，呼吸困難，咳嗽，喘鳴などの呼吸器症状を伴います．喘息としてかかりつけの患者さんや以前にも喘息発作で診療経験がある場合は，喘息発作の診断は比較的容易ですが，初診患者さんや重篤な発作で病歴が十分に聴取できない場合は，治療と同時に他疾患の鑑別のための問診や検査が重要となります．

■ 喘息増悪時の問診のポイントを**表1**に示します[1]．なかでもアスピリン喘息（AIA）の病的聴取は，注射用ステロイド薬の選択など治療方針を立てるうえで重要です．同じく喘息発作の代表的な鑑別疾患であり，頻脈など循環器系合併症の頻度が高い気管支拡張薬の選択に関連する心疾患の問診も重要です．

STEP 2 | 喘息増悪の重症度の評価

■ 喘息増悪の鑑別のための問診や検査と並行して，重症度の評価を進めます．喘息発作時にはさまざまな症状や所見が認められますが，重症度の評価で最も優先されるのは呼吸困難の程度です．診察室に入ってきた患者さんの状況をみて，苦しくても横になれる"小発作"，苦しくて横になれない（起坐呼吸）"中発作"，苦しくて動けない"大発作"，意識障害を伴う"重篤発作"を速やかに判断します．**表2**に喘息発作の強度を示します[1]．

STEP 3 | 喘息増悪時の検査所見

（1）パルスオキシメトリーと動脈血ガス分析

■ 喘息発作は急性呼吸不全の代表疾患であり，酸素療法の適応を判断するために，まずはパルスオキシメトリーを用いた酸素飽和度（SpO_2）の測定が行われます．喘息以外の基礎疾患がない若い患者さんで，発作強度が小発作以下の場合は省略されることがありますが，高齢者

表1　喘息増悪時の問診のポイント

・発症の時間と増悪の原因
・これまでの服薬状況，最後に使用した薬剤とその時間，およびステロイド薬の使用
・これまでの喘息による入院の有無と救急外来の受診状況
・喘息による呼吸不全や挿管の既往の有無
・心肺疾患および合併症の有無（心不全，気胸，肺血栓塞栓症などは特に注意を要する）
・アスピリン喘息（NSAIDs 過敏喘息）や薬物アレルギーの有無

（文献1）より引用）

表2　喘息発作の強度と目安となる発作治療ステップ

発作強度*	呼吸困難	動作	検査値				選択する発作治療ステップ
			PEF	SpO$_2$	PaO$_2$	PaCO$_2$	
喘鳴/胸苦しい	急ぐと苦しい動くと苦しい	ほぼ普通	80％以上	96％以上	正常	45 Torr未満	発作治療ステップ1
軽度（小発作）	苦しいが横になれる	やや困難					
中等度（中発作）	苦しくて横になれない	かなり困難かろうじて歩ける	60〜80％	91〜95％	60 Torr超	45 Torr未満	発作治療ステップ2
高度（大発作）	苦しくて動けない	歩行不能会話困難	60％未満	90％以下	60 Torr以下	45 Torr以上	発作治療ステップ3
重篤	呼吸減弱チアノーゼ呼吸停止	会話不能体動不能錯乱意識障害失禁	測定不能	90％以下	60 Torr以下	45 Torr以上	発作治療ステップ4

*発作強度は主に呼吸困難の程度で判定する（他の項目は参考事項とする）．異なる発作強度の症状が混在する場合は強いほうをとる．
PEF：最大呼気速度

（文献1）より引用改変）

や発作強度が強い場合には，できるだけ動脈血ガス分析も行い，炭酸ガス分圧（PaCO$_2$）を測定します．肺に基礎疾患がない場合，中発作までであれば，過呼吸を反映して酸素分圧（PaO$_2$）は正常からやや低下，PaCO$_2$は低下しますが，気道閉塞が進行し，大発作になってくるとPaO$_2$は低下してPaCO$_2$が上昇してきます．

(2) 胸部単純X線および胸部CT

■胸部単純X線検査を行うことで，心不全による心臓喘息との鑑別や気胸，肺炎などの合併症が確認できます．喘息発作中にCT撮影まで行うことは日常臨床ではありませんが，軽度の肺炎，合併する好酸球性肺疾患，気管支壁の肥厚や喀痰貯留などが見つかることもあります．

Case 3　57歳女性　胸部CTが診断の一助となった喘息増悪症例

　57歳女性．成人発症の気管支喘息として外来通院中ですが，主な症状は胸苦しさで，喘鳴など典型的な喘息症状はなく，吸入ステロイド（ICS）を含む多くの薬剤に対し過敏反応を示すため，定期的な喘息治療は行われていませんでした．発熱，咽頭痛が出現した数日後の夜間から呼吸困難が出現し，低酸素血症も認めたため入院．入院時には頻脈（100/分）と頻呼吸（24/分）を認めましたが，呼気延長や喘鳴，笛音は聴取しませんでした．室内気下の動脈血液ガス分析ではPaO_2が54.1 Torr，$PaCO_2$が39.8 Torrと低酸素血症を認めました．胸部単純X線では過膨張所見を認めるのみで，胸部CTで気管支壁の肥厚と気管支内の喀痰貯留が疑われました（図1）．この患者さんでは肺血栓塞栓症の否定のため換気血流シンチまで行いましたが，両下肺中心に区域性および斑状の血流欠損や血流低下を認め換気も同様の所見を認め，matched defectを示しており（図2），典型的な症状を欠くものの喘息発作が最も疑われました．ほとんどの薬剤が過敏反応のため使用できず，唯一使用可能であったステロイドホルモンを全身投与したところ，痰の喀出がみられるようになり，呼吸困難も改善しました．喀痰中には好酸球が認められました（図3）．末梢血の好酸球は正常であり，FeNOは当時測定できず，肺機能検査は呼吸困難のため行えていません．

☞ 胸部単純X線が正常の低酸素血症では，典型的な症状を欠いていても喘息発作の可能性は念頭に置く必要があります．

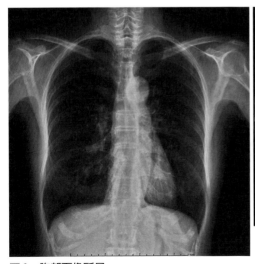
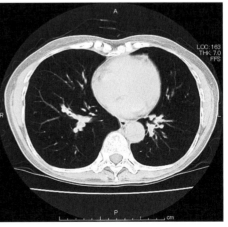

図1　胸部画像所見
胸部単純X線（左）で過膨張を認め，胸部CT（右）肺野条件で右下葉気管支は喀痰で充満していた．

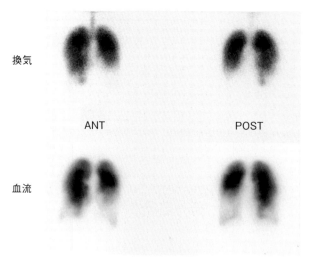

換気

ANT　　　POST

血流

図2　肺換気血流シンチ
両側下葉のmatched defectが認められる.

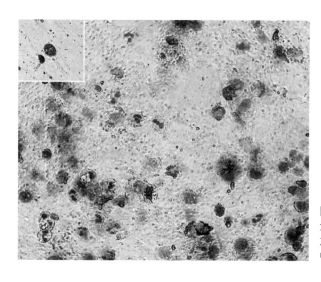

図3　喀痰好酸球染色
全身性ステロイド投与を行ったところ, 喀痰量の増加とともに低酸素血症と呼吸困難は改善した. 喀痰中には多量の好酸球が認められた.

(3) 心電図と心エコー

■左心不全による心臓喘息や肺血栓塞栓症による急性の呼吸困難との鑑別のために, 心電図や心エコーが行われることがあります. また治療で用いられた気管支拡張薬の副作用としての頻脈や心筋障害の検出のためにも心電図と心エコーは有用です (**図4**).

(4) 血液検査

■喘息増悪時には末梢血好酸球増加が認められないことも多いのですが, 増加していれば喘息診断の一助となります. 特に好酸球数が著増している場合は, 喘息増悪だけでなく, アレルギー性気管支肺アスペルギルス症allergic bronchopulmonary aspergillosis (ABPA) や好酸球性多発血管炎性肉芽腫症eosinophilic granulomatosis with polyangiitis (EGPA) など好酸球性肺疾患の合併が疑われます. 感染による増悪の場合は炎症反応の亢進も認められます. また循環器疾患の鑑別として, BNPやD-dimerを測定することもあります.

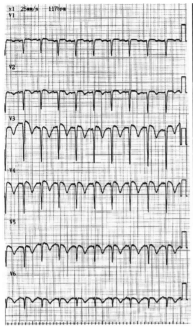
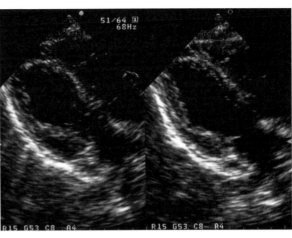

図4 喘息発作中のエピネフリン過剰投与によるカテコラミン心筋症の心電図（左）と心エコー（右）

STEP 4 ┃ 喘息増悪時の薬物療法

■喘息発作の治療薬としては，発作強度に従って，気管支拡張薬と全身性ステロイド薬などを使用します（**表3**）[1]．以下に喘息増悪時に使用する主な薬剤について概説します．

（1）短時間作用性β_2刺激薬（SABA）

■喘息発作時の第一選択薬は，短時間作用性β_2刺激薬 short-acting β_2 agonist（SABA）の吸入です．十分な吸気と息止めができる状況であれば定量噴霧式吸入器（pMDI）を用います．

処方例

①サルブタモール（サルタノール®）　　　　　　1回2吸入
②プロカテロール（メプチンクリックヘラー®）　1回2吸入

■発作強度が進行し，息止めができない症例ではネブライザーによる吸入を行います．

処方例

①生理食塩水適量＋サルブタモール（ベネトリン®）　0.3〜0.5mL
②プロカテロール（メプチン®）吸入液　　　　　　　0.3mL

■SABAは1回の吸入で効果が不十分な場合は反復投与（初めの1時間は20分ごとに3回まで）も行われます．副作用としては動悸と振戦が認められることがあり，また一時的に換気血流不均衡のため，低酸素血症が進行することもあるので，SpO_2と心拍数を定期的にモニターすることが必要です．

表3 喘息の発作治療ステップ

治療目標：呼吸困難の消失，体動，睡眠正常，日常生活正常，PEF値が予測値または自己最良値の80％以上，酸素飽和度＞95％（気管支拡張薬投与後の値を参考とする），平常服薬，吸入で喘息症状の悪化なし

ステップアップの目安：治療目標が1時間以内に達成されなければステップアップを考慮する．

	治 療	自宅治療可，救急外来入院，ICU管理
発作治療ステップ1	短時間作用性β₂刺激薬吸入 ブデソニド/ホルモテロール吸入薬追加吸入	自宅治療可
発作治療ステップ2	短時間作用性β₂刺激薬ネブライザー吸入反復 アミノフィリン点滴静注 酸素吸入（SpO_2 95％前後を目標） ステロイド薬全身投与 抗コリン薬吸入 ボスミン®（0.1％アドレナリン）皮下注	救急外来 ・1時間で症状が改善すれば帰宅 ・2〜4時間で反応不十分 ・1〜2時間で反応なし 入院治療：高度喘息症状として発作治療ステップ3を施行
発作治療ステップ3	短時間作用性β₂刺激薬ネブライザー吸入反復 ステロイド薬全身投与の反復 酸素吸入（SpO_2 95％前後を目標） アミノフィリン点滴静注（持続） 抗コリン薬吸入 ボスミン®（0.1％アドレナリン）皮下注	救急外来 1時間以内に反応なければ入院治療 悪化すれば重篤症状の治療へ
発作治療ステップ4	上記治療継続 症状，呼吸機能悪化で挿管 酸素吸入にもかかわらずPaO_2 50 mmHg以下および/または意識障害を伴う急激な$PaCO_2$の上昇 人工呼吸，気管支洗浄 全身麻酔（イソフルラン，セボフルランなどによる）を考慮	直ちに入院，ICU管理

（文献1）より引用改変）

(2) テオフィリン薬

■アミノフィリンの静脈内注射は以前は頻繁に用いられていましたが，近年では副作用の問題もあり使用頻度は減っています．発作前の安定期に徐放性テオフィリン薬を内服している症例やすでに発作に対してSABAを使用している症例では追加の気管支拡張効果は乏しいとされていますが，前投与のない症例では気管支拡張効果を示します．テオフィリンは有効血中濃度の幅が狭く，併用薬や患者さんの状況によって血中濃度に影響を与える要因が多く存在するため，投与量には細心の注意を払う必要があります．

処方例

◆初期投与

①生理食塩水200 mL＋アミノフィリン（ネオフィリン®）　250 mgを1時間で点滴

※徐放性テオフィリンを内服していた患者やクリアランス低下が予測される患者では投与量を減量する．

◆維持投与

②生理食塩水500 mL＋アミノフィリン（ネオフィリン®）　250 mgを6時間程度で点滴

※副作用が疑われる場合は減量する．

■アミノフィリンの副作用としては，頭痛，悪心，嘔吐，頻脈，不整脈などに注意します.

(3) 副腎皮質ステロイド薬の全身投与

■成人喘息患者さんが発作のため予定外受診される場合には，全身性ステロイド投与は必須と考えられます．全身性ステロイド投与を行うための注射用ステロイド薬には，コハク酸エステル型とリン酸エステル型があり，前者にはソル・メドロール®，ソル・コーテフ®，サクシゾン®，水溶性プレドニン®，後者にはリンデロン®，デカドロン®が含まれます．ここで注意すべきはコハク酸エステル型の注射性ステロイドを急速に静注すると全身性の過敏反応をきたすことがあり，その頻度はAIAで高いことが知られています．注射用ステロイド製剤に対して過敏症状の既往がある場合はもちろん，注射用ステロイド製剤投与歴のない，特にAIA患者さんではコハク酸製剤ではなくリン酸製剤を点滴で時間をかけて投与することが推奨されます．なお，注射用ステロイド製剤に過敏症状を示す患者さんでも，内服や吸入のステロイドは安全に使用することができます.

処方例

◆ **コハク酸エステル型**

- 生理食塩水100mL＋メチルプレドニゾロン（ソル・メドロール®）　40～125mgを約1時間で点滴静注し，以後40～80mgを4～6時間ごと

◆ **リン酸エステル型**

- 生理食塩水100mL＋ベタメタゾン（リンデロン®）　4～8mgを約1時間で点滴静注し，以後4～8mgを6時間ごと

Case 4　24歳男性　喘息増悪との鑑別を要した声帯機能不全の症例

　　小児喘息の既往があり近医で治療を受けている患者さんで，1年間に複数回の増悪がある難治症例です．今回も数日前から呼吸困難が増悪しステロイドの点滴を受けましたが改善しないため紹介されてきました．来院時には一見すると喘鳴を伴う呼吸困難を認める喘息発作でしたが，特徴的な所見として，呼吸困難に加えて嗄声があり，聴診では胸部ではなく頸部に呼気ではなく吸気時に強い笛音を聴取しました．頸部のX線では異常はなく，嗄声があったので耳鼻科に診察をお願いしました．喉頭鏡所見では本来吸気時には開放すべき声帯が逆に吸気時に閉塞している所見が認められ（図5），声帯機能不全vocal cord dysfunction（VCD）と診断されました．

☞ この患者さんは小児期から喘息の既往があり，気道可逆性が証明されていますので喘息があることは間違いありません．喘息にVCDを合併した症例と考えられます．

■難治性喘息の数十％にVCDが合併するという報告もあります．
■後日お聞きしたところ，社会的に強い精神的ストレスを感じる問題を抱えていたり，繰り返す喘息発作による呼吸困難への不安が強かったことが明らかとなり，心療内科での精神安定剤と筋弛緩剤の処方により安定しました．

```
Pit Fall
```

　　吸気時の喘鳴，頸部聴診所見，嗄声など丁寧に診察していれば疑うことはできたはずですが，確定診断のためには喉頭鏡が必要であり，実臨床では難治性喘息としてステロイドや生物学的製剤が不必要に投与される恐れのある厄介な病態です．

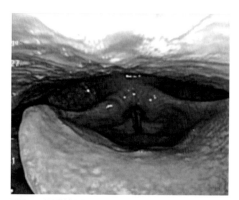

図5　喉頭鏡所見
吸気時に開放すべき声帯が，吸気時に閉塞している．

Case 5 | 32歳女性　ステロイド点滴後に増悪した喘息症例

　　重症持続型喘息で高用量ICS使用中，経口アスピリン負荷試験で確認されたAIAの患者さん
です．感冒などを契機として頻回に増悪を繰り返しています．今回は3日前から咽頭痛，微熱
が出現し，手持ちの気管支拡張薬を頓用していましたが改善しないため受診されました．来院
時は中発作の状態で，ベネトリン®吸入と末梢からソル・メドロール® 125 mgの点滴が開始
されました．点滴開始直後から喘鳴がさらに増悪し，点滴の刺入部から皮膚の発赤が始まり患
者さんは呼吸困難の増悪と眼前暗黒感を訴えています．

☞注射用ステロイドに対する過敏症状は頻度は高くありませんが，注意すべき喘息の合併症で
　す．

- AIAに合併することが多く，コハク酸エステル型の注射用ステロイド（ソル・メドロール®，
ソル・コーテフ®，サクシゾン®，水溶性プレドニン®）に過敏症状を呈します．
- リン酸エステル型の注射用ステロイド（リンデロン®，デカドロン®）は使用することができ
ます．
- この症例ではソル・メドロール®を直ちに中止，抜去し，リンデロン®の点滴とアドレナリ
ンの筋注を行い事なきを得ました．特にAIAの患者さんで以前のステロイド点滴に対する反
応が不明の場合はコハク酸エステルではなくリン酸エステル型の注射用ステロイドを使用し
たほうが安全です．

Pit Fall

　　ステロイドに限らず喘息発作中に血管内に投与する薬剤はワンショット静注ではなく，1時間
以上かけてゆっくり点滴すべきです．なお，注射用ステロイドに過敏症状を示す喘息患者さんで
も吸入と経口のステロイドは安全に使用することができます．

Case 6 　32歳女性　出産時に喘息大発作を生じた症例

　　妊娠39週4日．重症持続型喘息として高用量ICSと長時間作用性β_2刺激薬long-acting β_2-agonist (LABA) 合剤を使用中です．最近までコントロール良好でしたが感冒を契機に喘息発作を生じ，昨日前医に入院して加療が開始されました．今日になっても発作が改善せず当科へ紹介されました．

■来院時，意識は清明ですが，呼吸困難のため横になることができず（中発作），全肺野で笛音が聴取され，室内気でのSpO$_2$は91％，心拍数は患者さんは120回/分，胎児は180〜190回/分と母児ともに頻脈を呈していました．

■この時点では胎児心拍数陣痛図上，胎児の状態は安定しているという判断で喘息発作が改善した時点で帝王切開を行う予定となり，患者さんは午前1時に分娩室へ搬送されました．酸素投与とソル・メドロール®を点滴しながら改善を待っていましたが，午前3時に分娩室で母体のSpO$_2$が90％以下まで低下し，胎児心拍数陣痛図で胎児仮死が疑われたため緊急帝王切開が決定され手術室へ移動しました．

■仰臥位ではSpO$_2$の低下が著しいため全身麻酔ではなく腰椎麻酔で起坐位で帝王切開が行われました．発作中で肩で息をしながら座った状態での腰椎麻酔は困難を極め，患者さんも苦しくて興奮状態のためか麻酔の効きも悪く，大声で「痛い，痛い」と叫びながらの帝王切開となりましたが，午前4時半に無事3,580gの女児が誕生しました．

■印象的だったのは，真っ青な顔で入って来られたご主人を傍目に，つい先ほどまで出産の痛みと喘息発作の息苦しさで七転八倒していた患者さんが，いまだ喘鳴はあるものの，笑顔で赤ちゃんを抱いて授乳を始められたことでした．喘息合併出産の大変さとともに，母というか女の強さを思い知らされた症例でした．

文　献

1）日本アレルギー学会喘息ガイドライン専門部会監修：喘息予防・管理ガイドライン2018．協和企画，2018

2 ― STEPで考える喘息増悪Case

Case 7　62歳男性　人工呼吸器を必要とした喘息重篤発作症例

　重症持続型喘息として経口プレドニン®15mg/日を使用していた患者さんで，まだ抗体製剤はなかった時代の症例です．高用量吸入ステロイド (ICS) /長時間作用性β_2刺激薬 (LABA) と徐放性テオフィリンも併用されていました．数日前から感冒様症状があります．

　当日朝から喘息発作を生じ，通院中だった医院を受診し，ネオフィリン®250mgとソル・コーテフ®300mgの点滴を受けましたが軽快しないため正午に当院へ搬送されてきました．

☞ では，STEPを追って順に考えていきましょう．

CHECK LIST

STEP 1 ｜ 喘息増悪時の問診と身体所見

☑ 発症の時間と増悪の原因
　☞ 今回の増悪の原因は感冒です．発作が増悪してから半日ほど経過しています．

☑ 服薬状況
　☞ 持続的に全身性ステロイドを使用している重症喘息の症例です．

☑ 喘息による救急外来の受診歴・入院歴の有無
　☞ これまでも喘息発作のため，たびたび救急外来を受診し入院歴もあります．

☑ 喘息による呼吸不全・挿管の既往の有無
　☞ これまでは喘息発作による挿管歴はありません．

☑ 心肺疾患および合併症の有無
　☞ 高血圧と糖尿病を治療中ですが，心不全，気胸，肺血栓塞栓症の既往はありません．

☑ アスピリン喘息 (NSAIDs過敏喘息)・薬物アレルギーの有無
　☞ アスピリン喘息，薬物アレルギーの既往はありません．

STEP 2 ｜ 喘息増悪の重症度の評価

☑ 呼吸困難の程度
　☞ 酸素10L/分投与中で，起坐呼吸で体動不能，意識は混濁しており，重篤発作と判断しました．

STEP 3 喘息増悪時の検査所見

- ☑ **パルスオキシメトリー・動脈血ガス分析**
  - ☞ 酸素10L/分投与しながら動脈血液ガス分析を行ったところ, pH 7.176, PaO_2 99.8 Torr, $PaCO_2$ 92.8 Torr であり呼吸性アシドーシスを呈していました.
- ☑ **胸部単純X線検査・胸部CT**
  - ☞ ポータブルの胸部単純X線では異常を認めませんでした.
- ☑ **心電図・心エコー**
  - ☞ なし
- ☑ **血液検査**
  - ☞ 血液検査ではステロイド投与を反映して白血球数が増加していますが, その他は著変なしでした.

STEP 4 喘息増悪時の薬物療法

- ☑ **SABA (短時間作用性β_2刺激薬)**
  - ☞ 外来でアドレナリン0.3mLを皮下注し, ベネトリン®をネブライザーで吸入しました.
- ☑ **テオフィリン薬**
  - ☞ ネオフィリン®点滴を持続しました.
- ☑ **副腎皮質ステロイド薬の全身投与**
  - ☞ ソル・メドロール®125mgを側管からゆっくり点滴開始しました.

■ 以上の治療で1時間半後に酸素3L/分投与下でpH 7.297, PaO_2 74.4 Torr, $PaCO_2$ 64.0 Torr と改善し救急室から集中治療室 (ICU) へ搬送されました. その後, 明け方まで増悪はなく, 中発作の状態が続き, 翌午前中には酸素2.5L/分でSpO_2 95%と安定していました.

■ 午後3時頃, 特に誘因なく発作が増悪し意識レベルが低下しました. 不安定急変型といわれる増悪パターンです. アドレナリンを皮下注しソル・メドロール®も投与しましたが改善せず, 血液ガスは酸素3L/分投与下でpH 7.229, PaO_2 68.5 Torr, $PaCO_2$ 73.6 Torr と気道閉塞が悪化しています.

MEMO **喘息死の増悪パターン**

喘息死には, 以下のような時間経過があることが知られています.

- **突発型 (急死型)**：無症状から急激に増悪して治療が間に合わない (図1a).
- **不安定急変型**：発作が完全には軽快しないまま経過し, ある時点から急激に悪化する (図1b).
- **不連続急変型**：発作は一時的に改善するが, すぐに再増悪し, 最後は急激に悪化する (図1c).
- **重積型**：治療を行っても発作が改善せずに悪化を続けて死に至る (図1d).

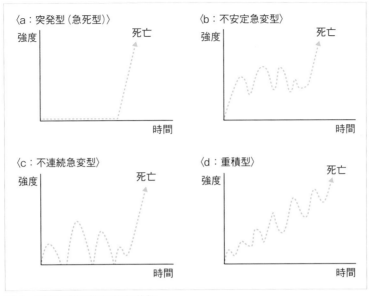

図1　喘息の致死的発作の分類

⟨a：突発型（急死型）⟩
⟨b：不安定急変型⟩
⟨c：不連続急変型⟩
⟨d：重積型⟩

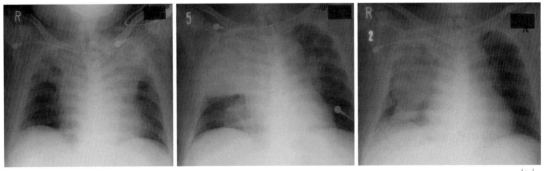

a｜b｜c

図2　胸部単純X線画像
a：人工呼吸開始時．肺の両側に無気肺が認められる．
b：挿管7日目．右肺に肺炎像が認められ，人工呼吸器関連肺炎と診断．
c：挿管2週間目．右肺に気胸が認められる．

- 午後5時に挿管し人工呼吸開始，同時にイソフルランによる全身麻酔が開始されました．全身麻酔を導入したにもかかわらず気道内圧は40cmH$_2$Oと高値で，100％酸素投与してもSpO$_2$は90％前半，胸部X線を撮影したところ両側に無気肺が認められました（**図2a**）．
- 挿管7日目から38℃以上の高熱が出現し膿性痰が増えてきました．胸部X線では肺炎像が認められ，人工呼吸器関連肺炎と診断しました（**図2b**）．吸引痰から緑膿菌が検出されています．
- その後，喘息発作と肺炎は一進一退を繰り返していましたが，挿管2週間目に急激な血圧低下，全身チアノーゼが出現したため胸部X線を撮影したところ右肺の気胸を認めました（**図2c**）．

Pit Fall

　胸腔ドレーンを挿入し気胸は改善し，その後も喘息と肺炎の治療を続けましたが人工呼吸から離脱できないまま約1ヵ月後にお亡くなりになりました．現在であれば抗体製剤なども使用して経口ステロイドを減量し，増悪の頻度も低下できていたかもしれません．非常に残念な症例でした．

Case 8　25歳女性　環境整備が必要だった喘息小発作症例

　小児期から喘息，アトピー性皮膚炎，アレルギー性鼻炎の既往がある患者さんです．喫煙歴はありません．通常は中用量ICS＋LABAとロイコトリエン受容体拮抗薬が投与され日常生活を送っています．2日前から喉の痛みを自覚し，昨日から胸部の圧迫感があるため日中に予定外受診されました．

☞ では，STEPを追って順に考えていきましょう.

CHECK LIST

STEP 1　喘息増悪時の問診と身体所見

☑ 発症の時間と増悪の原因
　☞ 発熱を伴わない咽頭痛と全身倦怠感があり，今回の増悪の原因は感冒と判断しました．
　☞ 安定期の症状と治療内容から中等症持続型喘息の症例です．
　☞ 意識は清明で，体温36.8℃，脈拍112回/分，呼吸数22回/分と頻脈，頻呼吸を認めます．呼気時に軽い喘鳴があり，聴診では安静呼吸で全肺野に笛音が聴取され，深呼吸で容易に咳嗽が誘発されます．

☑ 喘息による救急外来の受診歴・入院歴の有無
　☞ 小児期には喘息発作のため入院したことがあったようですが，成人になってからは発作による時間外受診や救急外来受診はありますが，入院歴はありません．

☑ 喘息による呼吸不全・挿管の既往の有無
　☞ 挿管歴もありません．

☑ 心肺疾患および合併症の有無
　☞ アレルギー性鼻炎とアトピー性皮膚炎は安定しており，若年でその他の併存症はありません．

☑ アスピリン喘息（NSAIDs過敏喘息）・薬物アレルギーの有無
　☞ アスピリン喘息，薬物アレルギーの既往はありません．

STEP 2 | 喘息増悪の重症度の評価

☑ 呼吸困難の程度

☞ 意識は清明で，室内気でSpO₂は95％と年齢の割には低めですが，会話可能，仰臥位可能で喘息小発作と判断しました．

STEP 3 | 喘息増悪時の検査所見

☞ 発作時の検査ではありませんが，安定期の肺機能検査で気管支拡張薬吸入前後でFEV1.0が約1,000mL改善したことがあり可逆性は保たれていますが，非発作期のFEV1.0が予測値の76％，1秒率が71％であり，若年ですがリモデリングが進行していると考えられます．

☑ パルスオキシメトリー・動脈血ガス分析

☞ なし

☑ 胸部単純X線検査・胸部CT

☞ 胸部単純X線では，心拡大なく，気胸や肺炎などの異常も認めませんでした．

☑ 心電図・心エコー

☞ なし

☑ 血液検査

☞ 血液検査では白血球数とCRPが軽度上昇しており，好酸球が実数で650/mm³と高値でした．その他は著変なしでした．

STEP 4 | 喘息増悪時の薬物療法

☑ SABA（短時間作用性β₂刺激薬）

☞ ベネトリン® 0.3mLをネブライザーで吸入しました．

☑ テオフィリン薬

☞ 生理食塩水100mLにソル・メドロール®125mgを溶解し，約1時間かけて点滴しました．

☞ 吸入と点滴に対する反応は良好で，処置が終わる頃には呼吸困難は改善し，SpO₂も室内気で98％となり，体重50kgに対して経口プレドニン®20mgを1週間処方し，通常の吸入と内服治療および発作時にはSABAの吸入を使用しながら1週間後に外来を受診することを指示して帰宅となりました．

■ 1週間後に外来を受診された際にはすっかり症状は改善していたためプレドニン®は中止しました．よくお話を聞くと，発作が起きた際には実家に帰省していたこと，実家にはネコが何匹もいて，両親と兄弟が喫煙者であることがわかりました．

■ 以前の採血結果を見直してみると，総IgE値が9,367IU/mLと著増しており，ハウスダスト，ダニ，花粉に加えて，ネコに対する特異的IgE抗体が陽性です．これまでも実家に帰ると咳込むことが多かったということです．室内に毛の生えたペットがいると，ペットに対するアレルギーが問題となるだけでなく，ダニの量が増えてダニに対するアレルギーも悪化す

る可能性もあります.

■ 本症例のようにアレルギーの素因が強い患者さんには, できるだけ屋内で毛の生えたペット
は飼わないこと, どうしても屋内で飼うのから小まめに掃除をすること, そして寝室に入れ
て一緒に寝ないことなどを指導しています. 最近はアレルギー対策としてペットを購入前に
一定期間自宅で試しに飼ってみて, 喘息が悪化しないことを確認してから購入する制度もあ
ります.

■ この患者さんではネコがいるのが自宅ではなく実家だったので, 喘息の調子が悪いときには
実家に近寄らないこと, 行くときにはネコは屋外に出して, ネコの入らない部屋に滞在する
こと (実際は難しいですが), ご両親がネコを手放せないのであれば, 娘 (と孫) に会うため
にしっかり掃除をして禁煙することを指導しました.

■ ちなみに毛の生えていない爬虫類のペットでもアレルギーが起こることがあり, ペットの中
で最も強いアレルギー反応を起こすのはイヌやネコではなく, ハムスターといわれていま
す. ハムスターの寿命は 2, 3 年ですが, イヌやネコとの付き合いは数十年続きますし, 愛
着のわいたペットを手放すことは簡単ではないため, ペットに対するアレルギー対策は頭の
痛い問題です.

Pit Fall

　喘息増悪の一番の誘因は感冒であり, 現在は確実な予防法はありません. 一方, 喫煙やペット
など回避可能な誘因であれば, 回避すること以外に有効な予防策はありません.

3—COPD増悪の診断と治療

CHECK LIST

STEP 1 | COPD増悪時の問診と身体所見

☑ **軽度の増悪も見逃さない**

☞ 軽度であっても患者のQOLを低下させる.

☑ **息切れ・咳・喀痰の増加・胸部不快感・違和感の有無**

☑ **低酸素血症・高炭酸ガス血症の有無**

☑ **呼吸運動の異常の有無**

☞ 鎖骨上窩の陥凹,奇異性呼吸・フーバー徴候など.

☑ **呼吸器感染症誘因の有無**

☞ 発熱・膿性痰など.

☑ **重症化の身体所見は胸部だけでなく全身に及ぶ**

☞ 右心不全徴候 (下肢の浮腫・頸静脈怒張・肝腫大) など.

STEP 2 | COPD増悪時の検査所見

《原因・重症度・鑑別疾患を評価》

☑ **パルスオキシメトリー・動脈血ガス分析**

☞ パルスオキシメトリーによるSpO_2の測定だけでは不十分. 動脈血ガス分析で$PaCO_2$を測定し,2型呼吸不全や炭酸ガス血症を見逃さない.

☑ **胸部単純Ｘ線検査・胸部CT**

☞ 鑑別疾患・併存疾患増悪の評価 (肺炎・気胸・肺癌による中枢気道閉塞・心不全など)

☑ **心電図・心エコー**

☞ 心電図では右心不全・不整脈・心筋虚血を評価.

☞ 心エコーでは詳細な心機能を評価できる.

☑ **血液検査**

☞ 炎症反応・電解質異常・血糖・栄養状態を評価.

☞ 感染症を疑う場合:プロカルシトニン

☞ 心不全を疑う場合:NT proBNP

☞ 肺血栓塞栓症を疑う場合:D-dimer

☑ **感染症検査・喀痰培養・尿中抗原検査**

☞ 肺炎球菌・インフルエンザ菌・*M. catarrhalis*,肺炎の合併が疑われる場合

STEP 3　COPD増悪の重症度の評価

☑ **増悪までの病歴聴取・身体所見・検査結果をもとに重症度を評価**

☞ 現在の状況だけでなく，安定期の重症度や治療内容，併存症の状態を加味し総合的に評価.

☞ 重症になると入院が必要.

STEP 4　COPD増悪時の薬物療法

《ABCアプローチ〔抗菌薬（A），気管支拡張薬（B），ステロイド薬（C）の組み合わせ〕が基本》

☑ **抗菌薬（アプローチA）**

☞ 初めは気管支拡張薬の増量，鎮咳薬，去痰薬を処方し，3〜5日後の再診を指示.

☞ 症状が増悪する場合，可能な限り原因菌の検索をした後，抗菌薬投与を開始.

☞ 日本で頻度の高い原因微生物に優れた抗菌活性の経口レスピラトリーキノロンが第一選択.

☑ **気管支拡張薬（アプローチB）**

☞ COPD増悪時の第一選択薬は短時間作用性β_2刺激薬（SABA）の吸入.

☞ 循環器系の併存症がある患者は頻脈により心負荷に注意.

☑ **ステロイド薬（アプローチC）**

☞ ステロイド薬が悪影響を与える併存症が合併していないか注意.

☞ 安定期の気流閉塞が高度の患者，入院を要する重症の患者の増悪時に使用が推奨される.

STEP 5　COPD増悪時の酸素療法

☑ **COPD増悪時の第一選択はNPPVを推奨**

☑ **呼吸不全（$SpO_2 < 90\%$，$PaO_2 < 60$ Torr）の患者に対して酸素投与を行う**

☞ 酸素療法の目標は$PaO_2 \geq 60$ Torr もしくは$SpO_2 \geq 90\%$.

☞ 高炭酸ガス血症を伴うことも多いので$PaCO_2$を測定する.

☞ 高炭酸ガス血症の場合は低用量から開始する.

☑ **高炭酸ガス血症に注意**

☞ 酸素だけで血液ガスが改善しない場合はNPPVなどの補助換気を考慮.

STEP 1　COPD増悪時の問診と身体所見

■ すでに述べたとおり，COPD増悪とは，「息切れの増加，咳や喀痰の増加，胸部不快感・違和感の出現あるいは増強などを認め，安定期の治療の変更あるいは追加が必要となる場合」です[1].

■ 著明な低酸素血症や感染症状などがある場合は判断に困ることはありませんが，COPDの患者さんは日頃から慢性的に咳，痰，労作時呼吸困難の症状を有するため，わずかな増悪は患者さん自身あるいは主治医に気づかれにくいという特徴があります. この点日頃は全く症状がなく，増悪（発作）が起これば誰の目にも明らかな喘息とは異なります. 問題なのはこの気づかれない増悪（unreported exacerbation）でさえ，その後の患者さんのQOLを低下させてしまうのです.

表1　低酸素血症・高炭酸ガス血症の症状

a. 低酸素血症の症状

PaO_2	症　状
60〜40 Torr	心悸亢進，呼吸促迫，頻脈，頻呼吸，多弁，失見当識
40〜30 Torr	チアノーゼ，不整脈，不穏，興奮，乏尿
30〜20 Torr	昏睡，チェーンストーク呼吸，徐脈，ショック状態
20 Torr以下	心停止

慢性では症状が出にくいことがある．

b. 高炭酸ガス血症の症状

$PaCO_2$基礎値からの上昇	症　状
5 Torr以上	手のぬくもり (hot hands)
10 Torr以上	躍動性迫動 (脈圧増大)，発汗
20 Torr以上	羽ばたき振戦，傾眠傾向
30 Torr以上	昏睡
40 Torr以上	瞳孔散同，乳頭浮腫

安定状態の$PaCO_2$基礎値よりいくら上昇したかが問題となる．

■増悪の初期では，定義にもあるように，患者さんは，息切れ，咳，喀痰の増加，胸部不快感・違和感の出現などを訴えられますが，重症になるに従って，**表1**に示すような低酸素血症および高炭酸ガス血症による症状が認められるようになります．特に高炭酸ガス血症の出現は換気補助のタイミングを図るうえで重要ですので見逃さない注意が必要です．

■重症の身体所見としては，吸気時の鎖骨上窩の陥凹，奇異性呼吸やフーバー徴候などの呼吸運動の異常があげられます．

MEMO 〉 **重症COPDの呼吸運動異常**

● **フーバー徴候**：肺が過膨張し，平低化された状態で横隔膜が収縮すると側胸壁が内側へ引っ張られる．つまり，通常吸気時に拡張する胸壁が反対に収縮する．

● **奇異性呼吸**：長期の罹患や急性増悪により呼吸筋が疲労した患者では，呼吸補助筋の収縮により吸気時に陰圧となった胸郭内に横隔膜が引き込まれる．それにつれて，通常の呼吸の場合とは逆に腹壁が吸気時に陥凹する．

■COPD増悪そのものの症状以外に，増悪の最も頻度の高い原因である呼吸器感染症が誘因の増悪では，発熱や膿性痰も認められます．また，心疾患など並存症の増悪も伴いやすいため，肺だけではなく，右心不全徴候 (下肢の浮腫，頸静脈怒張，肝腫大) を含む全身の変化にも注意が必要です．

表2　COPD増悪時の検査

a. 原則としてすべての患者に推奨される検査

・パルスオキシメトリーと動脈血ガス分析
・胸部単純X線写真
・心電図
・血液検査 (血算，CRP，電解質濃度，肝腎機能など)

b. 必要に応じて行う検査

・胸部CT
・血液培養，喀痰グラム染色と培養，肺炎球菌尿・喀痰中抗原，プロカルシトニンなどの感染症検査
・心臓超音波検査，血清BNP (NT-proBNP) 濃度検査，凝固能検査 (D-dimerなど)

(文献1) より引用)

STEP 2 ｜ COPD増悪時の検査所見

- COPD増悪時に行う検査の目的は，増悪の原因・重症度の判定と鑑別疾患です．
- 増悪と診断した場合に必ず行うべき検査と，症例によっては行うことが推奨される検査があります (表2)[1]．

(1) パルスオキシメトリーと動脈血ガス分析

- 呼吸不全の評価はCOPD増悪時に最も重要な検査であり，まずはパルスオキシメトリーを用いたSpO_2の測定が行われます．
- 特に重症のCOPDでは炭酸ガス貯留を伴う2型の呼吸不全を呈する場合も多く，$PaCO_2$測定のための動脈血ガス測定も欠かせません．
- パルスオキシメトリーは迅速で簡便な呼吸不全の診察には欠かせない検査ですが炭酸ガスの測定はできないため，SpO_2のみで酸素投与量を判断していると高炭酸ガス血症の進行を見逃してしまう場合があり注意を要します．
- 以下に不適切な酸素投与により高炭酸ガス血症が進行した症例を紹介します．

Case 9 ｜ 69歳男性　肺癌による肺葉切除の既往があるCOPD症例

　　数日前から感冒様症状に引き続いて呼吸困難が増悪したため救急車を要請された患者さんです．車中でのパルスオキシメトリーによるSpO_2が90％以下であったため，経鼻で5L/分の酸素投与が開始されました．来院時には意識は傾眠状態であり，5L/分の酸素投与を続けながら測定した動脈血液ガス分析ではpH 7.285，PaO_2 86.0 Torr，$PaCO_2$ 70.2 Torr，HCO_3^- 32.9 Torrと高炭酸ガス血症による呼吸性アシドーシスを認めました．

　☞ SpO_2と呼吸困難の症状だけを目安に高濃度の酸素を投与してしまったため，高炭酸ガス血症が進行し意識障害が出現したと考えられました．

（2）胸部単純X線およびCT

■ 胸部単純X線検査を行うことで，肺炎，気胸，肺癌による中枢気道閉塞，心不全など COPD増悪の鑑別疾患や併存疾患の増悪が評価できます.

■ 患者さんの状態が許せば胸部CTまで撮影すると，単純X線では診断できない軽度の肺炎像が明らかになる場合もあります.

■ 以下に胸部単純X線およびCTでCOPD増悪と鑑別できた2症例を紹介します.

Case 10 　**75歳男性　COPDのため外来で長時間作用性抗コリン薬（LAMA）の吸入を行っている症例**

　昨日自宅で重い荷物を持ち上げた直後から胸痛と呼吸困難が増悪しました. 室内気での動脈血液ガス分析では，pH 7.394，PaO_2 55.4 Torr，$PaCO_2$ 46.1 Torr，HCO_3^- 27.6 Torr でした. 聴診では両肺野で呼吸音が減弱していましたが左右差は明らかではありませんでした. 胸部単純X線を撮影したところ右肺に中等度の気胸を認めました（図1）.

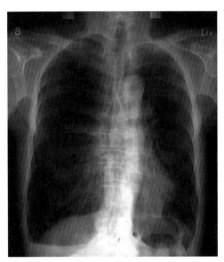

図1　胸部単純X線画像
右肺に中等度の気胸を認める.

　☞ COPD患者の気胸では，元来呼吸音は低下しているので，呼吸音の左右差がはっきりせず身体所見だけからは診断しにくい場合があり注意を要します. また，軽度の気胸であっても肺機能低下は著しく，積極的な脱気治療が必要となります.

Case11　73歳男性　近医でCOPDによる慢性呼吸不全のため長期酸素療法を施行されている症例

　約2ヵ月前から夜間に喘鳴を伴う呼吸困難が出現するようになり，頻回に近医で気管支拡張薬とステロイドの投与を受けていました．喘息の既往はありません．当日は点滴を行っても喘鳴と呼吸困難が増強したため当科を緊急受診となりました．受診が夜間であったため前医では胸部単純X線を撮影されていません．気管内挿管を行い，胸部CTを撮影したところ縦隔リンパ節の腫大とそれによる気管の閉塞を認めました（図2）．

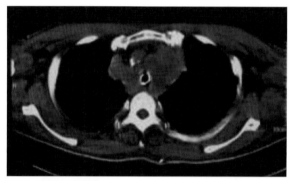

図2　胸部CT画像
気管が腫大した縦隔リンパ節により圧排され，気管チューブが挿管されている．

☞ この症例は後日CTガイド下経皮肺生検により小細胞肺癌と診断されました．高齢で喫煙歴のあるCOPDでは，肺癌による気道閉塞も忘れてはならない増悪の鑑別疾患です．胸部単純X線か，できれば胸部CTによる年に1〜2回程度の定期的な検診が必要です．

(3) 心電図と心エコー

■COPDにおいて循環器疾患は頻度が高く増悪時の予後にも影響する重要な併存症です．心電図により，右心不全，不整脈，心筋虚血を評価します．心エコーにより心電図では得られない詳細な心機能評価をすることも重要ですが，急性期の実臨床では，肺が過膨張でしかも患者さんが起坐位しかとれず十分な所見が得られないことも多いです．

Case 12   56歳男性　右心不全を合併したCOPD症例

　過去数ヵ月間にわたって仕事で過労気味でした．3週間前から下肢に浮腫が出現し，次第に顔面にまで浮腫が及ぶようになり，労作時の呼吸困難も増強したため受診となりました．安定期の血液ガス所見は不明ですが，酸素2L/分投与時の動脈血液ガス分析では，pH 7.215，PaO_2 56.3Torr，$PaCO_2$ 97.7Torr，HCO_3^- 38.0 Torrでした．心電図（図3）では，右心負荷所見を認めました．

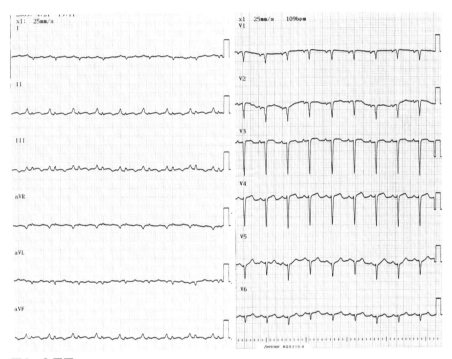

図3　心電図
肢誘導で低電位，Ⅱ・Ⅲ・aVFでP波増高，胸部誘導でR波の減高が認められ，右心不全が疑われる．

☞ 過労によりCOPDに合併した右心不全が増悪し，全身に浮腫を生じたと考えられました．

（4）血液検査

■通常の急性疾患と同様にCOPD増悪時も採血して血液生化学検査を行います．評価するのは，炎症反応，電解質異常，血糖，栄養状態などであり，感染症が疑われる場合にはプロカルシトニン，心不全が疑われる場合には脳性ナトリウム利尿ペプチド（NT proBNP）も測定します．D-dimerなど凝固系検査も鑑別疾患として重要な肺血栓塞栓症の診断のために有用です．

Case 13　**70歳男性　肺血栓塞栓症を合併したCOPD症例**

　　数ヵ月の経過で労作性呼吸困難が強くなり，外来通院中の近医でSpO$_2$の低下を指摘されたため当科受診となりました．診察時，室内気でのSpO$_2$は89％であり，呼吸音は減弱していました．下肢静脈瘤は認めませんでしたが，血中のD-dimerが10.7μg/mLと高値であったため換気血流シンチを行ったところ，換気血流ミスマッチを認め（図4），肺動脈造影で肺動脈内に血栓像が確認され，肺血栓塞栓症の合併と診断しました．

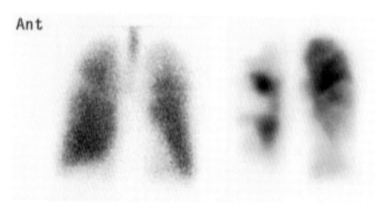

図4　肺換気血流シンチ
換気シンチ（左）と血流シンチ（右）で欠損像がミスマッチしており，肺血栓塞栓症が疑われる．

☞肺血栓塞栓症も高齢で喫煙歴を有し，呼吸困難のため下肢を使った運動量が減るCOPDでは増悪の重要な鑑別疾患です．

(5) 感染症検査・喀痰培養および尿中抗原検査

■最も頻度の高い感染による増悪が疑われる場合や肺炎の合併が疑われる場合には，血液培養，喀痰培養，喀痰中または尿中の抗原迅速同定検査を行います．

STEP 3　COPD増悪の重症度の評価

■増悪までの病歴聴取，身体所見，検査結果が得られたら，それらをもとに増悪の重症度を評価します．増悪している現在の状況だけでなく，安定期の重症度や治療内容，併存症の状態も加味して総合的に判断しなければなりません．現在国内外で最もよく用いられているCOPD増悪の重症度は以下のとおりです[1]．

表3　COPD増悪時の入院とICU入室適応

a. 入院適応

- 安静時呼吸困難の増加，頻呼吸，低酸素血症の悪化，錯乱，傾眠などの著明な症状
- 急性呼吸不全
- チアノーゼ，浮腫などの新規徴候の出現
- 初期治療に反応しない場合
- 重篤な併存症 (左・右心不全，肺塞栓症，肺炎，気胸，胸水，治療を要する不整脈など) の存在
- 不十分な在宅サポート
- 高齢者
- 安定期の病期がⅢ期 (高度の気流閉塞) 以上

b. ICU入室適応

- 初期治療に対して不応性の重症の呼吸困難
- 錯乱，傾眠，昏睡などの不安定な精神状態
- 酸素投与やNPPVにより低酸素血症が改善しない場合 ($PaO_2 <$ 40 Torr) または/かつ呼吸性アシドーシス (pH < 7.25)
- IPPVが必要な場合
- 血行動態が不安定で昇圧薬が必要な場合

(文献1より引用)

軽　症：短時間作用性気管支拡張薬のみで対応可能な場合.

中等症：短時間作用性気管支拡張薬に加え抗菌薬あるいは全身性ステロイド投与が必要な場合.

重　症：救急外来受診あるいは入院を必要とする場合.

■ 軽症や中等症の一部であれば自宅でも対応可能な場合もありますが，重症になると入院が必要となります．**表3**[1] に入院や特に重症でICU入室の適応を示します．

STEP 4 | COPD増悪時の薬物療法

■ COPD増悪時の薬物療法は使用する薬剤の頭文字をとって，ABCアプローチと呼ばれます．

A：抗菌薬 (Antibiotics)

B：気管支拡張薬 (Bronchodilator)

C：ステロイド薬 (Corticosteroid)

(1) 抗菌薬

■ 感染症は最も頻度の高いCOPD増悪の原因であり，抗菌薬は重要な増悪治療薬です．かつては増悪時には例外なく抗菌薬の使用が推奨されたこともありますが，現在は耐性菌対策の点からも，すべての増悪に抗菌薬を使用することは推奨されません.

■ 安定期の閉塞性障害が軽度の症例で，症状増悪の程度も軽く，膿性痰を認めない場合は，初めから抗菌薬を投与せずに，気管支拡張薬の増量か追加を行ったり，鎮咳薬と去痰薬を処方し，3～5日後の再診を指示します.

■ そして，症状が増悪する場合には可能な限り原因菌の検索を行った後に抗菌薬投与を開始します．臨床症状に基づいた感染性増悪の重症度分類として用いられるAnthonisenらの分類[2]では，呼吸困難の増加，喀痰量の増加，喀痰の膿性化の主症状のうち2つがみられる中等症では，喀痰の膿性化があれば抗菌薬の使用を考慮し，3つの主症状すべてがみられる重

症では抗菌薬を使用されるように推奨されています.

■ わが国のCOPDガイドラインでは増悪時に抗菌薬が推奨されるのは，明らかな膿性痰が認められる場合，人工呼吸が考慮されるような重篤な増悪の場合とされています[1].

■ 良好な喀痰が得られるのであれば，細菌検査用に喀痰を採取した後に抗菌薬を選択します．できるだけ喀痰グラム染色を行い原因菌を予測し，それができなくても喀痰中または尿中肺炎球菌抗原など迅速検査の結果も参考にしながら，頻度の高い原因菌である肺炎球菌，インフルエンザ菌，*M.catarrhalis*に感受性のある抗菌薬を選択します．海外ではβラクタム系薬の有用性を支持する報告も散見されますが，わが国では肺炎球菌とインフルエンザ菌のβラクタム系やマクロライド系薬への耐性化が進んでおり，重症例では緑膿菌も時に検出されるため，外来治療での第一選択薬としては以上の推定原因微生物に対して優れた抗菌活性を有する経口レスピラトリーキノロンとなり，副作用などによってレスピラトリーキノロンが使用できない場合にβラクタム系かマクロライド系薬を使用します[3].　投与期間は通常5〜7日間です.

処方例　外来での抗菌薬経口投与

①レボフロキサシン (クラビット®)　　　　1回500mg　1日1回
②ガレノキサシン (ジェニナック®)　　　　1回400mg　1日1回
③モキシフロキサシン (アベロックス®)　　1回400mg　1日1回
④シタフロキサシン (グレースビット®)　　1回100mg　1日1〜2回

◆ 副作用などによって上記の抗菌薬が使用できない場合は，下記の抗菌薬を使用します.

①アモキシシリン・クラブラン酸カリウム (オーグメンチン®)

　　　　　　　　　　　　　　　　　　　1回2錠　1日3〜4回 (保険適応外用量を含む)
②スルタミシリン (ユナシン®)　　　　　　1回1錠　1日3回
③アジスロマイシン (ジスロマック®)　　　徐放性剤1回2g　単回

　入院の場合はエンピリックに抗菌薬を点滴で投与します．重症例ではカルバペネム系薬など緑膿菌を考慮した抗菌薬を選択します．症例に応じてアミノグリコシド系薬の併用を考慮します[3].

処方例　入院での抗菌薬点滴治療

◆ 軽症例

①セフトリアキソン (ロセフィン®)　　　　1回2g　1日1回
　　　　　　　　　　　　　　　　　　　1回1g　1日2回
②クラビット®　　　　　　　　　　　　　1回500mg　1日1回
③ユナシン®　　　　　　　　　　　　　　1回3g　1日3〜4回

◆ 重症例 (緑膿菌を考慮する)

①メロペネム (メロペン®)　　　　　　　　1回1g　1日2〜3回
②タゾバクタム・ピペラシリン (ゾシン®)　1回4.5g　1日3〜4回 (保険適応外用量を含む)
③パズフロキサシン (パシル®)　　　　　　1回500〜1,000mg　1日2回
④セフタジジム (モダシン®)　　　　　　　1回1〜2g　1日2〜4回 (保険適応外用量を含む)
⑤シプロフロキサシン (シプロキサン®)　　1回1〜2g　1日2〜4回 (保険適応外用量を含む)

※アミノグリコシド系薬の併用も考慮する
①アミカシン　　　　　　　　　　1回200mg　1日2回
②ゲンタマイシン　　　　　　　　1回60mg　1日2回
③トブラマイシン（トブラシン®）　1回90mg　1日2回

（2）気管支拡張薬

■COPD増悪時の第一選択薬はSABAの吸入です．高齢で循環器系の併存症を有する患者では頻脈による心負荷に注意します．

処方例　気管支拡張薬の吸入

◆ネブライザーを用いる場合
①生理食塩水適量＋サルブタモール（ベネトリン®）　0.3～0.5mL
②プロカテロール（メプチン®）吸入液　　　　　　0.3mL

◆定量噴霧式吸入器（pMDI）を用いる場合
①サルブタモール（サルタノール®）　　　　　　　1回2吸入
②プロカテロール（メプチンクリックヘラー®）　　1回2吸入
　副作用がなければ反復投与も可能です．

（3）ステロイド薬

■喘息の増悪時には第一選択であるステロイドの全身投与ですが，喘息を合併しないCOPDの増悪に使用すべきかどうかは迷う場合も少なくありません．
■COPDでは各種感染症に対して易感染性であり，増悪時のステロイド投与により下気道の細菌量が増えるという報告もあります[4]．
■また高齢者が多いので，糖尿病や骨粗鬆症などステロイドが悪影響を与える併存症も高頻度に合併しています．現時点では，COPD増悪時のステロイド投与は，安定期の気流閉塞が高度の患者や，入院を要する重症の増悪時に推奨されていますが，喘息に比べるとその使用は少量で短期間にとどめます[1]．

処方例

プレドニゾロン（プレドニン®）　30mg　1×朝　5～7日
　14日以上の投与は推奨されていません．

STEP 5　COPD増悪時の酸素療法

■増悪により呼吸不全（SpO_2が90％未満かPaO_2が60Torr未満）を呈している患者に対しては酸素投与が行われます．
■先述したように特に高齢の重症COPD症例では高炭酸ガス血症を伴っていることも多く，パルスオキシメトリーによるSpO_2のみではなく，動脈血ガス分析を行い$PaCO_2$を測定す

表4　NPPVとIPPVの適応

a. NPPVの適応

1. 呼吸性アシドーシスを伴う高二酸化炭素血症（pH≦7.35かつ $PaCO_2 ≧ 45\,Torr$）
2. 呼吸補助筋の使用，腹部の奇異性動作，肋間筋の陥没などの呼吸筋疲労and/or呼吸仕事量増加を示唆する重度の呼吸困難
3. 酸素療法で改善しない持続性の低酸素血症

b. IPPVの適応

1. NPPVが忍容できない，またはNPPVに失敗
2. 呼吸停止・心停止
3. 意識レベル低下，鎮静剤によるコントロール困難な不穏
4. 大量の誤嚥，持続する嘔吐
5. 気道分泌物を持続的に除去不能
6. 血行動態が不安定で，輸液と血管作動薬に反応不良
7. 重度の不整脈
8. NPPVが忍容できない患者で，生命を脅かす低酸素血症を認める

（文献1）より引用）

ることが推奨されます.

■酸素療法の目標はPaO_2 60Torr 以上，あるいはSpO_2 90％以上であり，高炭酸ガス血症がある場合には低用量から開始します.

■十分な薬物療法・酸素療法などを行っているにもかかわらず呼吸状態が改善しない場合には，換気補助療法の適応となり，COPD増悪時の第一選択は非侵襲的陽圧換気noninvasive positive pressure ventilation (NPPV) が推奨されています[1]．NPPVの詳細は他書（滝澤始著：「NPPVとネーザルハイフロー」，文光堂など）に譲るとして，ここではNPPVの適応と気管挿管が必要となる侵襲的陽圧換気invasive positive pressure ventilation (IPPV) の適応について，それぞれ表4[1]に示します.

文 献

1) 日本呼吸器学会COPDガイドライン第5版作成委員会編：COPD（慢性閉塞性肺疾患）診断と治療のためのガイドライン2018第5版．メディカルレビュー社，2018
2) Anthonisen NR, et al：Antibiotic therapy in exacerbations of chronic obstructive pulmonary disease. Ann Intern Med 106：196-204, 1987
3) JAID/JSC感染症治療ガイド・ガイドライン作成委員会編：呼吸器感染症治療ガイドライン．日本感染症学会・日本化学療法学会，2014
4) Huang YJ, et al：Airway microbiome dynamics in exacerbations of chronic obstructive pulmonary disease. J Clin Microbiol 52：2813-2823, 2014

4—STEPで考えるCOPD増悪Case

Case 14 | 67歳男性　気道感染による増悪に対しABCアプローチを行った症例

　20歳時から20本/日の喫煙歴がある患者さんです．1年前からは10本/日に減ってはいるものの喫煙継続中でした．

　前医でCOPDと診断され，チオトロピウム/オロダテロール合剤の吸入を処方されていましたが，しばしば吸入を忘れていました．安定期の気管支拡張薬吸入後の肺機能検査では，FEV1.0/FVC 33.5%，%FEV1.0 37.2%であり，Ⅲ期（重症）のCOPDと考えられます．

　約1週間前から鼻汁と咽頭痛などの感冒様症状が出現し，呼吸困難が増悪してきたため前医を受診し，低酸素血症（室内呼吸でのSpO$_2$ 70%）を認めたため当科へ緊急入院となりました．

☞ では，STEPを追って順に考えていきましょう．

CHECK LIST

STEP 1 | COPD増悪時の問診と身体所見

☑ 息切れ・咳・喀痰の増加・胸部不快感・違和感の有無
　☞ 日頃から労作時の呼吸困難はありましたが，今回は安静にしていても強い呼吸困難を感じています．

☑ 低酸素血症・高炭酸ガス血症の有無
　☞ 室内気でのSpO$_2$は70%まで低下しています．

☑ 呼吸運動の異常の有無
　☞ 吸気時の鎖骨上窩の陥凹を認め，呼気は延長し，聴診では笛音が聴取されます．

☑ 呼吸器感染症誘因の有無
　☞ 体温は38.5℃，膿性の喀痰があり，呼吸器感染症の存在が疑われます．

☑ 胸部以外の異常の有無
　☞ 下腿浮腫や頸静脈の怒張など右心不全の所見は認められませんでした．

STEP 2 ｜ COPD増悪時の検査所見

✓ **パルスオキシメトリー・動脈血ガス分析**

☞ 動脈血液ガス分析を行ったところ，PaO_2は59Torrと低下しており，$PaCO_2$は53.7Torrと増加していました．

✓ **胸部単純X線検査・胸部CT**

☞ 胸部単純X線と胸部CTを撮影しましたが，COPDとしての過膨張所見と気腫性変化以外の著変は認められませんでした（図1，2）．

✓ **心電図・心エコー**

☞ なし

✓ **血液検査**

☞ 血液検査で白血球が14,100/μL（好中球分画89％）と増加しており，CRP 18.4mg/dLと高値でした．

✓ **感染症検査・喀痰培養・尿中抗原検査**

☞ 感染症の検索として行った鼻腔ぬぐい液のインフルエンザ抗原陰性，尿中肺炎球菌抗原陰性であり，喀痰のグラム染色でグラム陰性球菌の貪食像が認められました．後に培養で*M. catarrhalis*が同定されています．

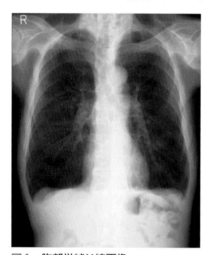

図1　胸部単純X線画像

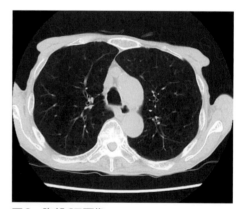

図2　胸部CT画像

STEP 3 ｜ COPD増悪の重症度の評価

✓ **増悪までの病歴聴取・身体所見・検査結果をもとに重症度を評価**

☞ 安静時にも呼吸困難を生じており，動脈血液ガス分析の結果から高炭酸ガス血症を伴う呼吸不全を呈していること，安定期の病期がⅢ期と閉塞性障害の程度が強いことなどから入院の適応のある重症COPD増悪と診断しました．

☞ 意識レベルや血圧などのバイタルに異常がなかったため，ICUではなく一般病床に入院となりました．

STEP 4 | COPD増悪時の薬物療法

気道感染によるCOPD増悪としてABCアプローチを行いました.

☑ **抗菌薬 (アプローチA)**

☞ 喀痰グラム染色でグラム陰性球菌の貪食像が認められたことから, *M. catarrhalis* を想定してβラクタマーゼ配合ペニシリン系薬であるユナシン®の点滴を行いました.

☑ **気管支拡張薬 (アプローチB)**

☞ 生理食塩水＋ベネトリン®の吸入を1日4回行いました.

☑ **ステロイド薬 (アプローチC)**

☞ 少量のソル・メドロール®を7日間点滴静注しました.

STEP 5 | COPD増悪時の酸素療法

高炭酸ガス血症を伴っており, NPPV使用も考慮されましたが, 気管支拡張薬の吸入と経鼻1L/分の酸素投与で速やかに低酸素血症が改善したためNPPVは行っていません.

Result

以上の治療で約1週間で症状は軽快し, 無事に自宅退院となりました. 今後は, 禁煙と吸入を確実に行うことを念押ししたことは言うまでもありません.

Case 15　74歳男性　外来での増悪step治療

　60歳頃まで30本/日の喫煙歴があった患者さんです．平地であれば同世代の健康な人に負けないくらいに歩けていますが，昨年までは最後まで休まずに登れていた階段を上る際に息が上がって途中で休んでしまうということで，当初は循環器内科を受診されました．循環器内科での検査の結果，心機能に問題はなく，重度喫煙者であったため，肺機能検査を行ったところCOPDと診断され呼吸器内科を紹介されました．安定期の気管支拡張薬吸入後の肺機能検査では，FEV1.0/FVC 63.4%，%FEV1.0 71.0%であり，Ⅱ期（中等症）のCOPDと診断し，長時間作用性吸入コリン薬（LAMA）単剤による治療を開始しました．

　通常の外来受診時に同居中の奥様から風邪をうつされたらしく，発熱はありませんが，咽頭痛と軽い咳嗽があるというお話がありました．SpO_2の低下や呼吸困難の増悪はなく，呼吸音は正常です．この時点では増悪とは考えず，総合感冒薬と中枢性鎮咳薬を処方し，いつもは1ヵ月のところを5日後の外来受診を指示しました．

　5日後に受診された際には，前回より咳嗽が強くなり，少し痰が絡む，じっとしているとよいが，動くと胸が重苦しいということでした．

☞ では，STEPを追って順に考えていきましょう．

CHECK LIST

STEP 1　COPD増悪時の問診と身体所見

☑ 息切れ・咳・喀痰の増加・胸部不快感・違和感の有無
　☞ 程度は強くありませんが咳・痰が増加し，労作後の胸部違和感があります．

☑ 低酸素血症・高炭酸ガス血症の有無
　☞ 室内気でのSpO_2は97%と正常でした．

☑ 呼吸音や呼吸運動の異常の有無
　☞ 安静時には呼吸運動の異常はなく，聴診では呼吸音の減弱のみでラ音は聴取しません．深呼吸をさせると容易に痰が絡んだ咳が出ます．

☑ 呼吸器感染症誘因の有無
　☞ 体温は36.5℃と平熱ですが，喀痰の量と膿性度が増しており，気道感染が疑われます．

☑ 胸部以外の異常の有無
　☞ 下腿浮腫や頸静脈の怒張など右心不全の所見は認められませんでした．

STEP 2　COPD増悪時の検査所見

☑ 胸部単純X線検査
　☞ 胸部単純X線を撮影しましたが肺炎，心不全，気胸などの所見は認められませんでした．

✓ **血液検査**

☞ 安定期の白血球数は8,000/mm³程度の方ですが，今回は9,600/mm³と軽度増加しており，好中球分画が70％以上でした．CRPも2.4mg/dLと軽度増加しています．

✓ **喀痰検査**

☞ 自宅では膿性痰が少量出ていたそうですが，外来では良好な喀痰は得られませんでした．

STEP 3　COPD増悪の重症度の評価

✓ **増悪までの病歴聴取・身体所見・検査結果をもとに重症度を評価**

☞ 安静時には呼吸困難はなく，労作後の胸部違和感のみであり，SpO_2の低下はなく，安定期の病期がⅡ期であることから外来での治療が可能な中等度のCOPD増悪と診断しました．

STEP 4　COPD増悪時の薬物療法

気道感染によるCOPD増悪としてABCアプローチの必要性を検討しました．

✓ **抗菌薬 (アプローチA)**

☞ 喀痰の膿性度が変化していること，好中球主体の白血球増加と炎症反応亢進を認めることから，外来での第一選択薬であるレスピラトリーキノロンとしてジェニナック®400mgを投与しました．

✓ **気管支拡張薬 (アプローチB)**

☞ 呼吸困難が強くなかったため外来での投与は行わず，咳が強いときや喘鳴，呼吸困難が生じた場合に使うよう指示して，サルタノール®を処方しました．結果的に使用されることはなかったそうです．

✓ **ステロイド薬 (アプローチC)**

☞ 聴診所見は正常で，安定期の肺機能は中等度の低下，外来治療が可能な重症度ということも考慮して，今回は使用していません．

■ 今回も5日後に再診を予約し，途中で呼吸困難が強くなったら早めに受診するように指示して帰宅していただきました．5日後の再診時には，症状はほぼ消失し，炎症所見も改善していました．

Pit Fall

最初の時点では，ウイルスによる感冒症状と考え，対症療法のみを行いましたが，念のために短い間隔 (5日) で来ていただき，呼吸器症状の悪化に早く気づくことができました．いつもの間隔で診察していたらさらに悪化して入院していたかもしれません．基礎にCOPDがあるからといって，軽い感冒症状だけで抗菌薬やステロイドを使う必要はありませんが，悪化を予測して短い間隔で対応しておくことはやりすぎではありません．

5—ACO増悪の診断と治療

Essence

◆ACO増悪は喘息とCOPDコンポーネントの優位性で考える.

1　ACO増悪の定義

■すでに「Ⅰ章　定義と診断基準」の項で述べたように, 喘息単独, COPD単独に比較して, ACOでは増悪の頻度が高いことが報告されています[1]. 本書のテーマである増悪は, 喘息とCOPDの両方において, 患者さんの症状, QOL, 生命を含む予後, そして医療経済に大きな影響を与える重要なイベントであり, 喘息とCOPDの両方を併せもつACOにおいてもその診断や治療は重要な臨床的課題となります. しかしながら, ACO自体の歴史がいまだ新しく, 現時点では喘息とCOPDの増悪時の対応を状況に応じて組み合わせながら対応しているのが実情で, ACO独自の増悪に対する対応は存在しません. わが国のガイドライン[2]では, ACO増悪は以下のように定義されています.

安定期よりも呼吸困難の増加, 喘鳴の出現, 咳や喀痰の増加などを認め, 安定期の治療の変更 (全身性ステロイド・抗菌薬の投与など) が必要となる状態をいう. ただし, 他疾患 (心不全, 気胸, 肺血栓塞栓症など) の先行の場合を除く.

■さらにACO増悪の重症度は, COPDと同じく, 軽症 (短時間作用性気管支拡張薬 (SABA) のみで対応可能な場合), 中等症 (SABAに加え, 抗菌薬あるいは全身性ステロイド投与が必要な場合), 重症 (救急外来受診あるいは入院を必要とする場合) に分類されています.

2　ACO増悪の治療

■ACO独自の増悪時の治療方針は存在せず, 喘息コンポーネントの増悪か, COPDコンポーネントの増悪かを判断して, それぞれの増悪時の治療方針が組み合わされているのが実情です.

(1) 軽症増悪

■軽症増悪時には, 喘息・COPDいずれのコンポーネントの増悪に共通して用いられるSABAの吸入が行われます (具体的な処方は「喘息増悪時の薬物療法」(p.29), 「COPD増悪時の薬物療法」(p.49) の項参照).

(2) 中等症以上の増悪

■ SABA吸入で改善しない中等症以上の増悪では，全身性ステロイドが用いられます．ステロイドの投与量と投与期間は喘息とCOPDでは異なるため，喘息優位の増悪かCOPD優位の増悪かを，安定期の治療内容なども参考にしながら判断することが重要です．具体的な処方内容に関しては，やはり「喘息増悪時の薬物療法」(p.29)，「COPD増悪時の薬物療法」(p.49) の項を参照していただきたいのですが，通常はCOPDコンポーネント増悪に対して用いられるステロイドのほうが量的に少なくなります．

■ 増悪の誘因が細菌感染の場合の抗菌薬の選択や，酸素・呼吸補助に関しても，喘息，COPDそれぞれの増悪に準じて行います．

文 献

1) 橋本　修ほか：慢性閉塞性肺疾患(COPD)患者および喘息合併患者における治療の現状—インターネット調査より．Prog Med 33：355-362，2013
2) 日本アレルギー学会喘息ガイドライン専門部会監修：喘息予防・管理ガイドライン2018．協和企画，2018

6—STEPで考えるACO増悪Case

Case 16 　73歳男性　全身性ステロイドに対する反応が特徴的であった症例

過去に喫煙歴のある男性で，労作性の息切れを主訴に来院されました．

☞ では，STEPを追って順に考えていきましょう．

STEP 1 ｜ ACO増悪時の問診と身体所見

■喘息を含むアレルギー疾患の既往は全くありません．身長173cm，体重52kgとやせ型で，聴診では呼吸音の減弱のみでした．

STEP 2 ｜ ACO増悪時の検査所見

■胸部CTでは**図1**のように上葉に強い気腫性変化を認めます．肺機能は治療前FVC 3,050mL（81.3％），FEV1.0 1,730mL（57.0％），FEV1.0/FVC 56.72％，気管支拡張薬吸入後でFVC 3,170mL（84.9％），FEV1.0 1,920mL（63.7％），FEV1.0/FVC 60.56％，拡散能はDLco/VA 2.05mL/分/mmHg/L（47.2％）と低下していました．

■FEV1.0は気管支拡張薬に結構反応していますが有意とされるほどではなく，当時FeNOは測定できず，末梢血好酸球は5.3％（実数で302/μL）とやや高かったのですが，それ以外の臨床像があまりに典型的だったのでCOPDとして長時間作用性気管支拡張薬（LABA）吸入を開始し，症状は安定していました．

■約1年後に息切れが増悪し，検診で胸部上陰影を指摘されたということで胸部CTを再検したところ，**図2**に示すように右上葉に浸潤影が出現しており，末梢血の好酸球が17.2％（実数で1,238/μL）と増加していました．気管支鏡で生検を行ったところ，器質化肺炎の診断となりステロイドの全身投与が開始されました．

■このとき血清総IgEが7,76IU/mLと上昇しており，ダニ，ハウスダスト，スギ，ヒノキ，アスペルギルスなど多くのアレルゲンに対する特異的IgE抗体が陽性でした．

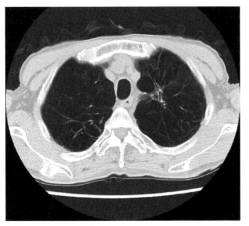

図1　胸部CT画像
上葉に強い気腫性変化を認める.

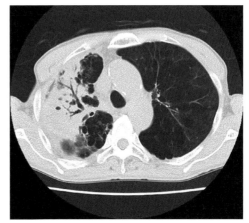

図2　図1から約1年後の胸部CT画像
右上葉に浸潤影が認められる.

STEP 3 | ACO増悪時の薬物療法

■ 全身性ステロイド投与により肺炎像は改善し, 肺機能はFVC 3,150mL (84.9%), FEV1.0 2,360mL (79.1%), FEV1.0/FVC 74.92%と閉塞性障害がなくなり, COPDとは診断できなくなりました. その後全身性ステロイドは減量し, 吸入薬を中用量ステロイドとLABA合剤に切り替え安定しています.

Pit Fall

　患者さんにしつこく聞きましたが, これまでに喘息を思わせる発作性の症状はなく, 自身にも肉親にもアレルギー疾患の診断がついた人はいないということです. 閉塞性障害がなくなったのでACOとはいえませんが, ACOに近い喫煙による気腫化を伴う慢性喘息とでもいうべき症例です. あまりにCOPDらしかったので, 末梢血好酸球が少し高かったことに注意がいかず, 初めからIgEや今ならFeNOを測定するべきでした.

　一旦COPDと診断しても, 喘息の合併は常に念頭に置くべきだということを教えてくれた症例でした.

Case 17　84歳男性　気道感染により増悪をきたした症例

　　約50年間にわたって40本/日の重喫煙歴があった患者さんです．若い頃の喘息の既往，アレルギー疾患の合併や家族歴は不明です．安定期に行った肺機能検査では，気管支拡張薬吸入中で，FEV1.0が900mLで予測値の36％，FEV1.0％が36.9％，拡散能も低下しておりⅢ期COPD相当でした．胸部CTでは広範な気腫性変化を認めています．一方，FeNOは68ppbと高値であり，末梢血好酸球は10％近く，血清総IgEも554.5IU/mLと高く，労作性呼吸困難に加えて，夜間安静時に喘鳴を伴う呼吸困難があったため，ACOとして，吸入ステロイド（ICS）と長時間作用性抗コリン薬（LAMA）/LABA合剤で加療されていました．今回，約1週間前に風邪をひき，呼吸困難と喘鳴，咳嗽が増強してきたため入院となりました．

STEP 1　ACO増悪時の問診と身体所見

■意識は清明ですが，安静にしていても強い呼吸困難を感じています．
■呼気は延長し，聴診では全肺野で笛音とcoarse cracklesが聴取されます．
■体温は38.0℃，膿性の喀痰があり，呼吸器感染症の存在が疑われます．
■下腿浮腫や頸静脈の怒張など右心不全の所見は認められませんでした．

STEP 2　ACO増悪時の検査所見

■救急外来で3L/分の酸素投与下に行われた動脈血液ガス分析では，PaO_2は64Torrと低下しており，$PaCO_2$は32.3Torrと過呼吸状態でした．
■胸部単純X線では過膨張所見が認められますが，浸潤影や心拡大，胸水などは認められませんでした．
■血液検査で白血球が13,000/μL（好中球分画74.5％，好酸球分画9％）と増加しており，CRP14.5mg/dLと高値でした．
■自然喀出された喀痰のグラム染色で，莢膜を有する太いグラム陰性桿菌の貪食像が認められ，後に培養検査で*Klebsiella pneumoniae*が同定されました．

STEP 3　ACO増悪の重症度の評価

■感染を契機としたACO増悪と診断し，酸素投与が必要な呼吸不全を呈していることから重症増悪として入院加療を行いました．

STEP 4　ACO増悪時の薬物療法

■細菌感染による増悪であり，好中球主体の白血球増加を示していることから，COPD優位

の増悪として COPD 増悪に準じた ABC アプローチを行いました.
■ A (抗菌薬) として,グラム染色所見からムコイド型クレブシエラを標的として,タゾバクタム / ピペラシリン (TAZ/PIPC) の点滴投与を行いました.
■ B (気管支拡張薬) として生理食塩水＋ベネトリン®の吸入を 1 日 4 回行いました.
■ C (ステロイド) として 1 日 80 mg のソル・メドロール®を 4 日間点滴静注しました.5 日目からは経口プレドニン® 30 mg に変更,漸減し,その後 1 週間でプレドニン®投与は終了しました.

Pit Fall

　以上の治療で症状は軽快しましたが,低酸素血症が改善せず,2 L/分の長期酸素療法を導入して自宅退院となりました.結果的に自宅で酸素を使うようになったため禁煙が達成されました.肺炎ではなかったのですが細菌感染によって増悪しており,今後も ICS を継続する必要があるため,毎年のインフルエンザワクチンの接種と定期的な肺炎球菌ワクチン接種も指導しています.

IV章

増悪の予防

　これまで述べてきたように，増悪は患者さんの生活の質，医療経済，そして生命予後にまで悪影響を与える最悪の状況です．一旦増悪が起きてしまったら全力で治療するしかありませんが，一番の治療は"予防"，すなわち増悪を起こさないことにつきます．喘息とCOPDの診療ガイドラインの両方で，増悪予防は重要な管理目標としてあげられており，今や多くの臨床研究と薬剤の開発が増悪予防を標的として行われる日進月歩の分野となっています．この原稿の執筆中にも増悪をエンドポイントとした治験で結果を出し，新たな治療薬として上市される新薬が次々に登場し，最新の知識に追いつくのは大変な状況といえます．本章では，喘息とCOPDの増悪予防に焦点をあてて，非薬物療法と薬物療法の双方を解説したいと思います．

1—喘息増悪の予防

Essence

◆禁煙や肥満患者の減量により喘息増悪が予防できる.

◆インフルエンザワクチンが喘息増悪を予防するエビデンスはないが, 薬物療法と併せて特に高齢者では積極的に接種を勧める.

◆吸入ステロイド (ICS) を中心とした日常的な治療を確実に行うことが増悪予防の基本である.

◆抗体製剤を適切に用いることで重症喘息患者の増悪を予防することができる.

1　喘息増悪の誘因

■喘息増悪の最大の予防は, 回避可能な誘因 (飲酒, 薬剤, 喫煙など) を確実に回避することです. 一方ですでに述べたように増悪の最大の誘因は, 現時点では確実な予防策のない普通感冒であることも事実です. ここでは, 喘息増悪予防のための非薬物および薬物療法について述べてみたいと思います.

2　喘息増悪予防のための非薬物療法

(1) 禁　煙

■喫煙は, 喘息の発症, 難治化, 薬物に対する反応性そして増悪のすべてに関連します. 喘息患者さんは息が苦しいので喫煙率は低いのではと考えがちですが, 先進国の成人喘息の半数以上が喫煙歴を有しているというデータもあります.

■増悪の予防という意味では, ウイルス感染時の喘息増悪で入院に至った患者さんと入院せずに済んだ患者さんの背景因子を比較した興味深い研究があります. この研究では日頃喫煙をしている患者さんで入院の頻度が高かったことが示されており, 同じように風邪をひいた場合, 禁煙が入院に至るような重症増悪を予防できることを示しています. COPD同様, 喘息でも禁煙は薬物治療以前に絶対必要なのです.

(2) 減　量

■肥満は重症喘息の重要なリスクファクターです. 皮下脂肪による圧迫で気道が閉塞するという機械的な機序だけでなく, 脂肪組織から産生されるいろいろな炎症物質が喘息の気道炎症を増悪させ, 難治化につながると考えられています.

■私たちの検討でも, 肥満の特に女性の入院歴が有意に多いことがわかりました (図1)[1]. 減

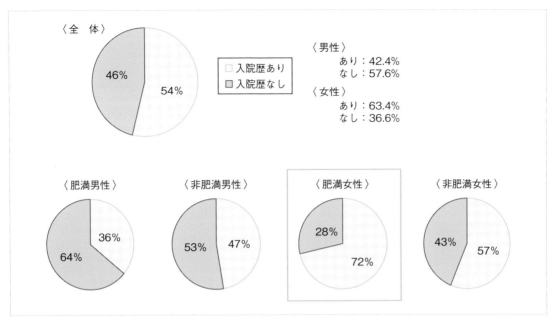

図1　喘息入院歴（男女別）
男女別，肥満の有無で検討すると，肥満女性群の7割以上が入院経験を有していた．

（文献1）より引用）

量するだけで，喘息のコントロールがよくなり，増悪が減るというデータもあります．薬物治療に頼る前に，肥満傾向の患者では減量を勧めることも忘れないでください．

(3) ワクチン

■喘息は慢性呼吸器疾患として頻度が高く，インフルエンザワクチンの接種は強く推奨されています．残念ながら喘息では，COPDほど増悪予防や予後改善のエビデンスはありませんが，これは接種しても意味がないというわけではなく，ワクチンだけではダメなので，日頃から吸入などの治療もしっかり行うべきということなのです．肺炎球菌ワクチンに関しては喘息患者の増悪予防のエビデンスはありませんが，高齢者喘息では積極的に接種を勧めていただきたいと思います．

3　喘息増悪予防のための薬物療法

(1) 吸入ステロイド（合剤を含む）

■ICSは現在の喘息治療の中心的薬剤であり，現在のコントロールを改善するのみならず増悪の予防効果も多く報告されています．喘息と診断したら，直ちに開始すべき薬剤であることに異論はありません．喘息増悪の頻度が最も高い誘因は先述したように気道のウイルス感染です．ウイルス感染時の初期には好中球が気道へ浸潤し，ステロイドは無効ですが，浸潤した好中球から遊離されるNETsが先行して存在する好酸球性気道炎症を悪化させて，さらなる増悪へつながるため，日頃からICSにより好酸球性気道炎症を抑えておくことで，増悪の

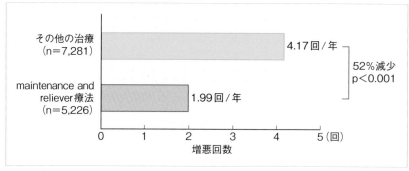

図2　ブデソニド・ホルモテロール合剤のmaintenance and reliever療法の増悪頻度抑制効果
maintenance and reliever療法は，上気道感染によって誘発される喘息増悪の頻度を有意に抑制する．

（文献2）より引用改変）

重症化と長期化を抑制することができます．
- ウイルス感染時にはICSの抗炎症効果が低下することが基礎実験でも証明されています．この抗炎症効果の低下は長時間作用性β_2刺激薬 (LABA) を併用することによって回復することも報告されています．現在ICS/LABA合剤の中で，ブデソニド・ホルモテロール製剤は，安定期の常用時と増悪時の頓用の両方を1剤で行うことができる，maintenance and reliever療法を行うことができます．ウイルス感染による増悪の場合，maintenance and reliever療法を行うことは，ICSと同時にLABAを投与することによりウイルス感染時のICSの抗炎症効果の減弱を回復することができる理にかなった投与法であると考えられます．実際，ICS/LABAを常用しながら，症状増悪時に短時間作用性β_2刺激薬 (SABA) を頓用する従来の方法と，maintenance and reliever療法を比較すると，後者のほうがウイルス感染による増悪を約半分に抑えることが示されています (図2)[2]．

(2)　長時間作用性抗コリン薬 (LAMA)

- やはりウイルス感染時にはM$_2$受容体の機能不全を介して，アセチルコリンが喘息増悪に関与していることは先述しました．現在単剤では喘息に使用できる唯一の長時間作用性抗コリン薬long-acting muscarinic antagonist (LAMA) であるチオトロピウムは，したがってウイルス感染時の増悪を抑制できる可能性があります．ウイルス感染だけの増悪ではありませんが，高用量ICS/LABAを使用中の重症喘息患者にチオトロピウムを追加投与すると増悪の頻度が約30％減弱することが示されています (図3)[3]．さらに2020年から2021年にかけて，これまでのICS/LABA合剤にさらにLAMAが加わり，1つのデバイスで3種の薬剤が吸入できるICS/LABA/LAMA合剤が複数使用できるようになり，LAMAがこれまで以上に喘息治療に使用されることが期待されています．

(3)　ロイコトリエン受容体拮抗薬

- ウイルス感染時にはロイコトリエンが気道中に増加していることはすでに述べました．ロイ

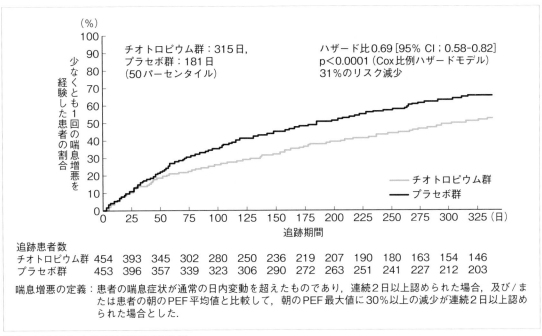

図3 LAMAによる喘息増悪予防効果

(文献3) より引用改変)

コトリエン受容体拮抗薬はICSには及びませんが，日頃から服用しておけば増悪の予防効果
があります.

(4) マクロライド

■マクロライドの抗炎症作用に着目して，重症喘息患者の増悪予防効果を検討した臨床研究は
いくつか存在します．アジスロマイシンの少量長期投与では，重症喘息全体の増悪頻度は抑
制できませんでしたが，非好酸球性喘息，おそらくステロイドが無効な好中球性喘息に限る
と有意に増悪を抑制していました[4]．さらにアジスロマイシンの投与量と期間を増やすと，
好酸球性も含めた重症喘息の増悪を抑制し，抗菌薬が必要な気道感染も減らしたことも報告
されています (図4)[5]．臨床では，喀痰量が多く，慢性気道感染症を合併した喘息患者さん
ではエリスロマイシンの少量長期投与が有効な症例を経験することがあります．マクロライ
ドの喘息増悪予防効果の機序はいまだ完全には解明されておらず，全例に行う方法ではあり
ませんが，症例によっては有効な可能性があります.

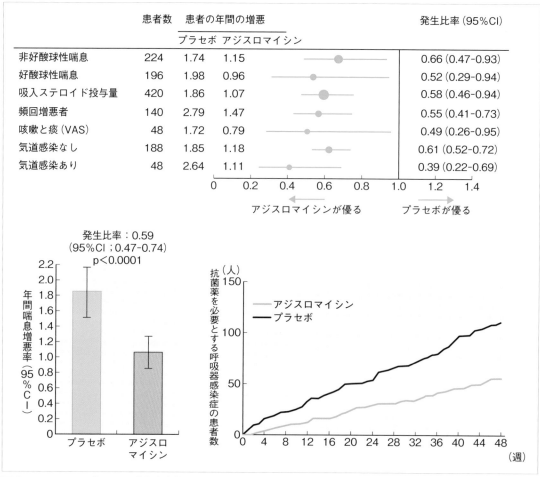

図4　マクロライドによる重症喘息増悪予防効果

（文献5）より引用）

Case 18　72歳女性　重症アトピー型喘息でマクロライドが著効した症例

　薬の副作用を必要以上に気にする性格と，ご家族の介護のため多忙でアドヒアランスが不良な患者さんです．総IgE値は154.1IU/mLとあまり高くありませんが，特異的IgEはハウスダスト，ダニ，スギ，ヒノキ，アスペルギルスなどに陽性です．高用量ICSとLABA合剤，テオフィリン徐放剤で治療中ですが，たびたびステロイドの短期増量が必要な方です．抗体製剤としてオマリズマブは効果がなく，末梢血好酸球4～6％，FeNO 31ppbでベンラリズマブを使ってみましたが増悪は止まりませんでした．痰が絡むという訴えが多いのでLAMAも加えてみましたが効果がなく，喉の渇きも強いということで中断しました．

☞喀痰培養検査をしたところ*Heamophilus influenzae*が検出されたためエリスロマイシン400 mg/日を開始したところ，増悪はピタッと止まり，非常にコントロール良好となりました．副鼻腔炎の合併はなく，胸部CTで喘息としての気管支壁の肥厚はあるものの，気管支拡張や粒状影はなくびまん性汎細気管支炎などは否定的です．

(5) 抗体製剤

■抗体製剤はこれまで打つ手がなかった重症喘息患者さんの治療に大きな効果をもたらしました．なかでも増悪予防効果は患者さんのQOLや生命予後の改善を考えるうえで最も注目される効果です．

a. 抗IgE抗体製剤（オマリズマブ）

■抗IgE抗体であるオマリズマブは血清IgE量に応じてアトピー型喘息に投与されます．重症喘息患者さんの増悪予防効果がありますが，その効果は特に冬季に高く認められます．血中のIgEは形質細胞様樹状細胞（pDC）からのインターフェロン産生を抑制することで，喘息患者のウイルス免疫低下に関与していることはすでに述べました．オマリズマブは血中IgEがIgE受容体に結合することを阻害する抗体製剤で，IgEの関連する喘息反応を抑制します．加えて，pDCからのインターフェロン産生を回復することで，ウイルス免疫も回復できる可能性があります．本剤は抗ウイルス薬ではありませんが，ライノウイルス（RV）感染の頻度，ウイルス量を低下させることも報告されています（図5）[6]．

b. 抗IL-5抗体製剤（メポリズマブ），抗IL-5受容体抗体（ベンラリズマブ）

■「Ⅱ章 1 喘息増悪の原因」（p.10）でも述べたように，喘息の病態の中心は好酸球性気道炎症です．かつて喘息の基本病態が平滑筋の機能異常と考えられていた時代には，発作時を中心とした気管支拡張薬が治療の中心でした．好酸球性気道炎症の特効薬であるICSが臨床応用されてから，喘息死の減少を含む喘息患者さんのコントロール状態が劇的に改善されたのは周知の事実です．一方で高用量のICSを使用しても増悪を繰り返す重症喘息の患者さんの数

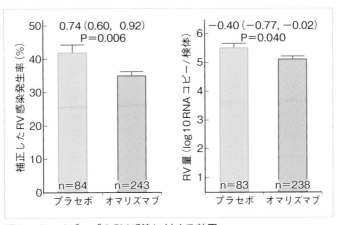

図5　オマリズマブのRV感染に対する効果

（文献6）より引用）

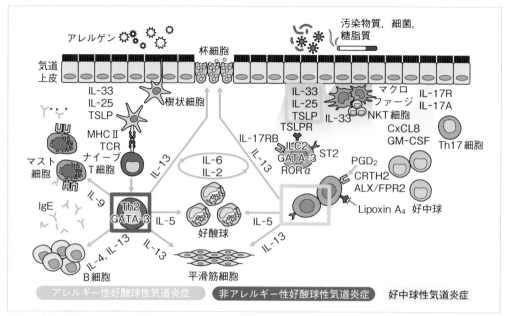

図6　喘息患者における慢性気道炎症

（文献7）より引用改変）

が以前に比較すると減ったとはいえ存在しています．このICSの効果がない喘息の機序として，患者さんが実は処方された吸入薬を指示どおりに使用していないアドヒアランス不良，肥満や喫煙など好酸球ではなく好中球性気道炎症の存在，そして自然リンパ球の関与などが考えられています（図6）[7]．

■古典的な好酸球性喘息では，水溶性で微量で呼吸により気道に到達し，本来人体には無害な蛋白質であるアレルゲン（屋内のダニと屋外の花粉など）が，気道の抗原提示細胞に認識され，獲得免疫系の成立を経て活性化された2型のヘルパーT細胞（Th2）から産生されるIL-5が中心となって気道に好酸球性炎症が生じるという機序が想定されてきました．Th2細胞はステロイドに反応性なので，この機序であれば好酸球性喘息であればステロイドが必ず効くはずなのですが実際にはステロイドが効かない重症喘息患者さんが存在します．

■この矛盾を証明する機序として，獲得免疫系とは別に，人体にもともと備わっている自然免疫系にスポットライトがあてられています．アレルゲンとは違って，真菌や大気汚染物質は吸入され気道に到達すると直接上皮を傷害しIL-33やthymic stromal lymphopoietin（TSLP）などのサイトカインが産生され，これらが2型の自然リンパ球（ILC2）を活性化しTh2と同様にIL-5が産生され好酸球性気道炎症が生じるのです．Th2がステロイド反応性であるのに対してILC2はステロイドに抵抗性であり，この機序を阻害する方法は現行では抗体製剤を使ってIL-5の作用を阻害するしかありません．

■IL-5に対する抗体製剤としては，抗IL-5抗体であるメポリズマブと抗IL-5受容体抗体であるベンラリズマブが使用可能です．両薬剤とも末梢血好酸球数が増加している好酸球性喘息患者の末梢血好酸球を減少させ，経口ステロイド依存性重症喘息患者の増悪を予防し，経口

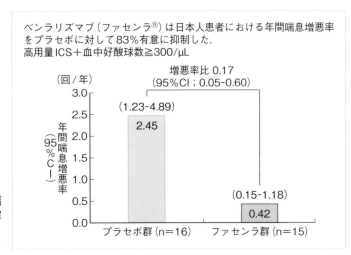

図7　抗IL-5受容体抗体による年間喘息増悪予防効果（日本人サブ解析）

（文献8）より引用）

ベンラリズマブ（ファセンラ®）は日本人患者における年間喘息増悪率をプラセボに対して83％有意に抑制した.
高用量ICS＋血中好酸球数≧300/μL

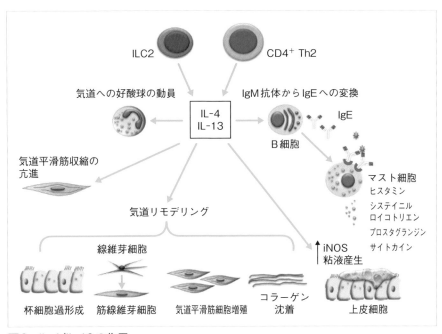

図8　IL-4/IL-13の作用

（文献9）より引用改変）

ステロイドを減量することができる薬剤です（図7）[8].

c. IL-4/IL-13抗体製剤（デュピルマブ）

IL-5は産生，成熟，活性化，寿命延長など好酸球のほぼすべての機能に関与する重要なサイトカインです．一方，IL-4は好酸球の血管から組織への浸潤に重要であり，IL-5とは違ってIgE産生にも関わる重要なTh2サイトカインです．さらに抗IL-4受容体抗体であるデュピルマブは，受容体を共有するIL-13の作用も阻害することができ，IL-4とIL-13には平滑筋や上皮細胞や線維芽細胞への作用もあることから（図8）[9]，気管支拡張作用や気道分泌と気道リモデリングの抑制作用も期待されています．臨床的には，好酸球性気道炎症のマー

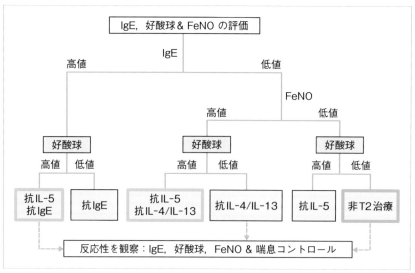

図9　重症喘息患者に対し最も適切かつ利用可能な生物学的製剤を選択するための
　　　　バイオマーカーに基づく客観的アルゴリズム

（文献11) より引用）

カーであるFeNOの産生系はIL-5ではなくIL-4/IL-13系に依存しており，抗IL-5抗体と抗IL-5受容体抗体では参考とならなかったFeNO値を治療効果の指標として使えることが重要と考えられています．デュピルマブも重症喘息患者の増悪頻度，肺機能を改善し，全身性ステロイド投与量を減量できることが報告されています[10]．

d. 抗体製剤使用の現状での課題

■ 抗体製剤は増悪予防にあたり大変有用な薬剤ですが，現在の問題として，コストが高いこと，投与期間が明確化されていないこと，特に抗IL-5治療薬においては長期安全性がいまだに確立されていないことなどがあげられます．

■ 実臨床で特に問題になるのは，いずれも作用する分子は異なっていますが，結局はアレルギー素因や好酸球性気道炎症の存在する症例が対象となり，適応症例は重複します．血清IgE，末梢血好酸球数，FeNOで適応を明確に区別できる症例はむしろ少なく (**図9**)[11]，区別できない場合は，合併疾患の適応症 (例：オマリズマブの慢性蕁麻疹，メポリズマブの好酸球性肉芽腫性血管炎，デュピルマブのアトピー性皮膚炎など)，投与間隔 (ベンラリズマブなら2ヵ月に1回など) や自己注射の有無 (デュピルマブなら自己注射可能など)，処方する医師の使用経験などから総合的に判断せざるを得ません．今後も新たな抗体製剤の開発は進められており，使い分けの参考になるバイオマーカーの開発も重要な課題となります．

Case 19　80歳女性　メポリズマブが著効した重症好酸球性喘息症例

　80代とご高齢ですが，頭も体もしっかりされている患者さんで，好酸球性中耳炎のために補聴器をお使いです．喘息の調子が悪くなると耳の調子も悪くなって，診察室に入ってこられるとゼーゼーという喘鳴とピーピーという補聴器の音が相まって，また悪化したのかとこちらが不安になることの多い患者さんでした．特徴的だったのは，高用量のICSとLABA合剤，LAMAを使いながら，増悪時にはたびたびステロイドの全身投与を行っていたにもかかわらず末梢血の好酸球数は常時10%を超えていたことです．生物学的製剤としてはオマリズマブの使用経験がありますが残念ながら効果はありませんでした．ご高齢の方にステロイドの全身投与を繰り返すことは，副作用の面からも避けるべきです．しかも肺機能では持続的に閉塞性障害を認めるリモデリングの進行した喘息であり，増悪のない時期でも息切れが強く，ついに在宅での酸素療法を導入しているような状態でした．

　☞この患者さんに対して，慢性的な症状はともかく，増悪だけでも予防することを期待して，当時使用できるようになったばかりのメポリズマブ（抗IL-5抗体）を恐る恐る開始しました．正直あまり期待していなかったのですが初めての注射の後に受診された際に，「注射をした日の夕方から胸がスッとして苦しさがなくなった，もう酸素も使っていない」と言われ，大変感謝されました．在宅で酸素まで使っていた方が，IL-5抗体を導入してからは外出を楽しめるようになったということです．

■合わせて耳の調子もよくなり，最近ではあのゼーゼーとピーピーを聞いて憂鬱になることがなくなりました．なぜこのような即効性があったのかは不明ですが，この患者さんにとって抗IL-5抗体は人生を変えた薬剤となりました．

Case 20 　**32歳男性　オマリズマブ（抗IgE抗体）により感冒の頻度が減少した喘息症例**

　　血清総IgEが1,300IU/mLと高く，非常に多くの吸入および食物アレルゲンに対する特異的IgE抗体が陽性の重症持続型喘息の患者さんです．喫煙を止められず，毎月のように風邪をひいては喘息が増悪し，ステロイドの全身投与を繰り返していました．喫煙は喘息を増悪させるのみならず，総IgE値を上昇させることも報告されており，繰り返し禁煙指導を行いましたが上手くいきません．喘息で息が苦しくなるのになぜタバコを吸うのかと問うと，「禁煙してもすぐ風邪をひいてしまい喘息が悪化する，喘息が悪化すると眠れないし思うように動けないのでストレスが溜まってタバコを吸ってしまう」と非喫煙者には理解のできないことを言われました．

☞ この患者さんにオマリズマブ（抗IgE抗体）を開始したところ，特徴的だったのは風邪を全くひかなくなり，喘息の増悪がなくなりました．その結果，禁煙も無事達成され喘息のコントロールは相乗的に改善しました．

■ウイルスを同定したわけではないので，患者さんが風邪とおっしゃっていたのが実は鼻炎でオマリズマブが鼻炎に効いていた可能性もありますが，本文中に述べたようにウイルスに対する免疫能を改善できたのかもしれません．

Case 21 　**70代男性　デュピルマブにより特に喀痰症状が改善した重症好酸球性喘息症例**

　　若い頃から喘息の治療歴がある男性の患者さんです．高用量ICS＋LABAを中心に治療をしていました．喀痰症状が強いのが特徴で，聴診では笛音に加えて，湿性のcoarse cracklesが常に聴取されます．慢性気道感染や副鼻腔炎の合併を疑って副鼻腔と胸部CT，喀痰培養などを行いましたが有意な所見はありませんでした．喀痰症状に対してはLAMAと少量マクロライドを併用し，一時的には効果があったのですが，最近効果が落ちてきて，半年の間に3回全身性ステロイドが必要な喘息増悪をきたしています．末梢血好酸球は6％（実数432/μL），血清総IgE値は203IU/mL，アスペルギルスに対する特異IgE抗体陽性，FeNOは65ppbであり，どの抗体製剤でも適応があります．

> ☞ この患者さんでは，喀痰症状が強いことに重点を置いて，気道上皮への作用を期待してデュピルマブを投与したところ，増悪がなくなり，肺機能も改善し，最も特徴的だったのは劇的に痰が減ったことでした．この患者さんはアスペルギルスに感作されており，臨床的にアレルギー性気管支肺アスペルギルス症を示唆する所見は認めず，真菌感作重症喘息severe asthma with fungal sensitization (SAFS) と考えられます．

■ 機序は不明ですがSAFSでは気道リモデリングが強く，気道分泌が亢進することが動物実験でも報告されています．デュピルマブによるIL-4/IL-13阻害が，気道平滑筋や気道上皮に上手く作用してくれたのではないかと考えています．

(6) 気管支熱形成術

■ 現在，抗体製剤が使用できるのはアトピー型，好酸球性喘息であり，非アトピー型の非好酸球性喘息には適応がありません．このような症例に対して現在施行可能な治療法として，気管支鏡を用いた熱形成術があります．この方法では，右中葉を除く全気管支を，気管支鏡下にカテーテルを使って温熱負荷をかけて平滑筋量を減少させます．喘息増悪の頻度を低下させることが報告されています[12]．3回の入院が必要なこと，コストが高いこと，合併症 (肺炎や喘息増悪など) などの問題点がありますが，抗体製剤の適応がない重症喘息では一考すべき治療法であることに間違いはありません．

文 献

1) 福田紘介ほか：呼吸器疾患の既往が若年成人の呼吸器関連因子に与える生理的影響の検討．日臨生理会誌 42：64-64, 2012

2) Reddel HK, et al：Effect of different asthma treatments on risk of cold-related exacerbations. Eur Respir J 38：584-593, 2011

3) Kerstjens HA, et al：Tiotropium in asthma poorly controlled with standard combination therapy. N Engl J Med 367：1198-1207, 2012

4) Brusselle GG, et al：Azithromycin for prevention of exacerbations in severe asthma (AZISAST)：a multicentre randomised double-blind placebo-controlled trial. Thorax 68：322-329, 2013

5) Gibson PG, et al：Effect of azithromycin on asthma exacerbations and quality of life in adults with persistent uncontrolled asthma (AMAZES)：a randomised, double-blind, placebo-controlled trial. Lancet 390：659-668, 2017

6) Esquivel A, et al：Effects of Omalizumab on Rhinovirus Infections, Illnesses, and Exacerbations of Asthma. Am J Respir Crit Care Med 196：985-992, 2017

7) Brusselle G, et al：Targeting immune pathways for therapy in asthma and chronic obstructive pulmonary disease. Ann Am Thorac Soc 11 (Suppl 5)：S322-S328, 2014

8) Ohta K, et al：Efficacy and safety of benralizumab in Japanese patients with severe, uncontrolled eosinophilic asthma. Allergol Int 67：266-272, 2018

9) Vatrella A, et al：Dupilumab：a novel treatment for asthma. J Asthma Allergy 7：123-130, 2014

10) Castro M, et al：Dupilumab Efficacy and Safety in Moderate-to-Severe Uncontrolled Asthma. N Engl J Med 378：2486-2496, 2018

11) Chung KF, et al (ed.)：ERS monograph―Severe Asthma, European Respiratory Society, 2019

12) Castro M, et al：Effectiveness and safety of bronchial thermoplasty in the treatment of severe asthma：a multicenter, randomized, double-blind, sham-controlled clinical trial. Am J Respir Crit Care Med 181：116-124, 2010

2 ― COPD 増悪の予防

E s s e n c e

◆増悪予防はCOPD管理目標の1つである.

◆インフルエンザワクチンと肺炎球菌ワクチンの併用はCOPD増悪を抑制する.

◆長時間作用性気管支拡張薬 (LAMAとLABA) によりCOPD増悪が予防できる.

◆吸入ステロイド (ICS) は，末梢血好酸球が高い症例と増悪を繰り返す症例において増悪予防効果が期待される.

1　COPD 治療の目標

■わが国のCOPD診療ガイドラインでは，COPD管理目標として，現状の改善と同様に将来のリスクの低減に置くことが示されており (**表1**) [1]，増悪の予防は重要な管理目標と位置づけられます．これまでに多くの薬物治療がCOPDの増悪予防効果があることが報告されてきました．最近では特にICSの効果が注目されています．ここではCOPD増悪予防のための非薬物療法と薬物療法について述べてみたいと思います.

2　COPD 増悪予防の非薬物療法

(1) 禁　煙

■禁煙はCOPDそのものの発症予防に加えて，COPDの進行予防，肺合併症としての肺癌の発症予防としても重要であり，増悪予防としても重要です．すでに述べたように喫煙してCOPDになってしまうと，喫煙を続けていることは増悪のリスク因子となり，既喫煙者よりも増悪の頻度が増加し，禁煙期間が長くなるほど増悪のリスクは低下していきます.

■根性でタバコを止める (根性止め！！) しかなかった以前に比べると，内服薬であるバレニクリンを使った禁煙外来が行われるようになり，社会が禁煙を支持する流れは進んでいます．しかし，禁煙するためにはタバコを止めるという本人の意思が重要です．欧米では入院を要する重症COPD増悪患者の約3分の1が増悪を経験した後でも喫煙を続けているという報告もあります.

■増悪による入院は避けるべきイベントですが，ポジティブに考えるとCOPD患者さんにとっては禁煙を考える最大のチャンスになります．不幸にして増悪で入院された患者さんが退院される際には，ご本人だけでなく，ご家族も巻き込んで，禁煙を達成する良い機会に転じていただきたいと思います.

表1　COPDの管理目標

Ⅰ．現状の改善
①症状およびQOLの改善
②運動耐容能と身体活動性の向上および維持
Ⅱ．将来のリスクの低減
③増悪の予防
④全身併存症および肺合併症の予防・診断・治療

(文献1)より引用)

(2) ワクチン

■COPD増悪の最大の原因は呼吸器感染症です．現在，COPD増悪に関連して感染予防として使用できるワクチンには，インフルエンザワクチンと肺炎球菌ワクチンがあります．

■インフルエンザワクチンに関しては全世界的にCOPD増悪を有意に減少させ，入院や死亡を減らす多くのエビデンスがあります．わが国でも65歳以上の高齢者にインフルエンザワクチンの定期接種が行われるようになって以降，65歳以上のCOPD患者のインフルエンザ流行期の死亡率が有意に減少したことが示されています[2]．外来でCOPD患者さんを診療しているのであれば，インフルエンザワクチン接種を勧めることは医師としての義務であり，患者さんからみても接種することは絶対に必要であり，患者さんと接する機会の多いご家族や医療従事者，介護者も積極的に接種していただきたいと思います．

■現在，わが国で使用できる肺炎球菌ワクチンは，23価莢膜多糖体型肺炎球菌ワクチン(pneumococcal polysaccharide vaccine 23 (PPSV23)) と13価蛋白結合型肺炎球菌(pneumococcal conjugate vaccine (PCV13)) の2種類があります．PPSV23はカバー率，PCV13は免疫力の誘導が高いことが長所になっています．PPSV23は，高齢者に対する公費助成があることも利点です．

■肺炎球菌ワクチンのCOPD増悪予防における位置づけは，65歳以上のすべてのCOPD患者には肺炎球菌ワクチン接種 (PPSV23かPCV13，あるいはその併用) が推奨され，65歳未満の重症COPD患者にはPPSV23接種が推奨されています．

■インフルエンザウイルス感染による高齢者の死亡原因として，ウイルス感染そのものだけでなく，合併する二次性の肺炎球菌性肺炎も重要です．したがってCOPD患者に対して，インフルエンザワクチン単独の接種よりも，肺炎球菌ワクチンを併せて接種したほうが重症化の予防や生命予後改善につながる可能性が考えられます．実際にわが国で行われた研究で，インフルエンザワクチンと肺炎球菌ワクチンの併用が，インフルエンザワクチン単独に比較して，感染性の増悪を有意に予防したことが報告されています (図1)[3]．

■インフルエンザワクチンと肺炎球菌ワクチンは，副作用の既往や患者さんの状況をみて，医師が安全と判断すれば同時に接種することが可能です．インフルエンザシーズンにCOPD患者さんにインフルエンザワクチンを接種する際には，肺炎球菌ワクチンの接種の是非も確認していただき，可能であれば同時接種を行っていただきたいと思います．

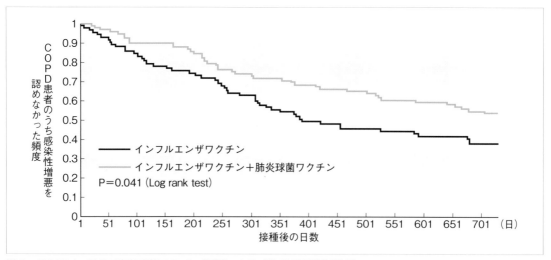

図1　COPDにおける肺炎球菌ワクチン接種による感染性増悪抑制効果
インフルエンザワクチン単独接種に比較して，肺炎球菌ワクチンの同時接種により，感染性増悪が有意に減少している．
（文献3）より引用改変）

(3) 呼吸リハビリテーション

■呼吸リハビリテーションは，安定期のCOPD患者さんの息切れを改善し，QOLを向上させることが大きな目的ですが，増悪の予防効果，ひいては生命予後も改善できる可能性があります．身体活動量の低下はCOPDの予後を考えるうえでは重要な要素であり，薬物療法に加えて適切な呼吸リハビリテーションを行うことで改善が期待できます．

■増悪後の呼吸リハビリテーションがCOPD患者さんの再入院や再増悪を予防できるという報告はあるのですが，その最適な頻度や期間に関しては患者さんごとに手探りであるのが現状です．また，必要とわかっていても，現在わが国では，外来通院中のCOPD患者さんに，週に複数回，一定期間以上の呼吸リハビリテーションを行える医療施設は限られています．今後は医療制度改革により，呼吸リハビリテーションが行える施設の拡充を期待するとともに，日頃から外来で，苦しすぎない範囲で，患者さんに体を動かすことを指導しておくことも重要です．

3 ｜ COPD増悪予防の薬物療法

(1) 気管支拡張薬

■COPD薬物治療は，現在の症状の改善のみならず，将来のリスク軽減をも大きな目的としています．受容体選択性が高く，長時間作用性の吸入薬である，LABAとLAMAは現在COPD治療の中心的役割を担っています．これらの薬剤は，肺機能，息切れ症状，QOLを改善するのみでなく，増悪頻度を20〜30%程度予防します．LAMAとLABAでは肺機能の改善効果は同等ですが，増悪予防に限ってみるとLAMAのほうが優勢です（**図2**）[4]．従来は中等症以上の患者さんを対象とした研究が主体でしたが，最近軽症の患者においてもLAMAが肺機能改善と増悪を予防することが報告されています[5]．喘息と診断したらICSなみに，

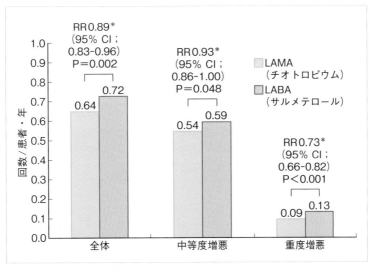

図2　COPDの増悪回数　LAMA＞LABA
RR＝率比.
＊群間で過分散を修正し, 治療薬曝露について調整したPoisson回帰分析.
（文献4）より作成）

COPDと診断したら禁煙と気管支拡張薬といえる時代が近づいているのかもしれません.

■ LAMAとLABAを同じ吸入デバイスから吸入するLAMA/LABA配合薬は吸入が1回で済むのでアドヒアランスもよく, 肺機能改善効果は当然単剤より優れています. 増悪予防効果についても単剤よりも優れているという報告もありますが, 肺機能改善効果ほど合剤のメリットがはっきりしないという見方もあります. 重症COPD患者さんの増悪については気管支拡張薬だけでは不十分で, 何かしら抗炎症薬が必要なのかもしれません.

(2) 吸入ステロイドと増悪予防

■ ICSは, 喘息では欠かすことのできない中心的薬剤ですが, 純粋なCOPDに対して単独で用いられることはありません. ICS/LABA合剤に関しては, 有名なTORCH研究では, LABA単剤に比較して合剤のほうが全増悪を有意に抑制していましたが[6], その後のメタ解析では, 入院を要する重症増悪の抑制効果はなく, 中等症までの増悪は抑制できるものの副作用として肺炎が増加することが示されました[7].

■ ICSがCOPD増悪予防に有効なのかを明らかにすることを目的に行われた試験として, WISDOM試験[8]とFLAME試験[9]があります. 前者はICS/LABA/LAMAの3剤で治療中のCOPD患者からICSだけを除くというデザインで, 後者はICS/LABA合剤とLAMA/LABA合剤を比較するというデザインで行われました. すなわち, ICSがCOPD増悪効果があるのなら, 前者ではICSを除くことにより増悪が増加する, 後者ではICS/LABAとLAMA/LABAの増悪抑制効果が, ICS/LABAのほうが高いか少なくとも同等という結果が予測されます. 結果は, 前者においてICSを除いても増悪の頻度は増加せず（図3）[8], 後者では同等以上どころか反対にLAMA/LABAの増悪抑制効果のほうが高いという結果でした（図4）[9]. 結果だけをみるとCOPD増悪予防にICSは不要ということになりますが, WISDOM試験に

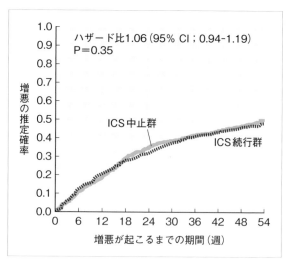

図3　ICS＋LABA＋LAMAからICSを除いた場合の増悪抑制効果
（文献8）より引用）

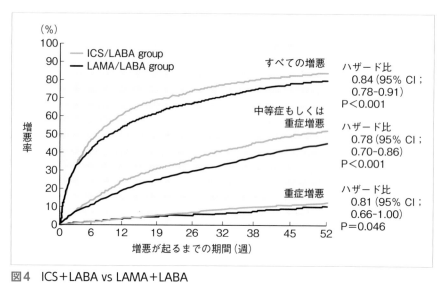

図4　ICS＋LABA vs LAMA＋LABA
（文献9）より引用）

は過去に喘息の既往がある症例が含まれており，末梢好酸球数別にみると好酸球数が高い群ではICS減量により増悪が増加しています（**図5**）[10]．ACOを含む好酸球性気道炎症の存在が疑われるCOPDでは，ICSによる増悪予防効果が期待できる可能性は残されています．これに関連してFLAME試験ではエントリー基準に，現在の喘息のみならず喘息の既往がある症例も除外されており，より厳密に喘息を除外するとICSの予防効果は薄れるようです．

■一方，ICS/LABA/LAMAを同一のデバイスから吸入するtriple therapyのメタ解析によると，臨床効果は別々のデバイスから吸入する場合と変わらず，増悪抑制効果は，LAMA単独，LAMA/LABA，ICS/LABAよりいずれも有意に高い結果が示されています．研究が行われた年代，使用された薬剤の種類とデバイス，エントリーされた症例の重症度や増悪歴，喘息合併率などは千差万別であり，症例ごとに試行錯誤しながら最適な薬剤を選んでいく必要

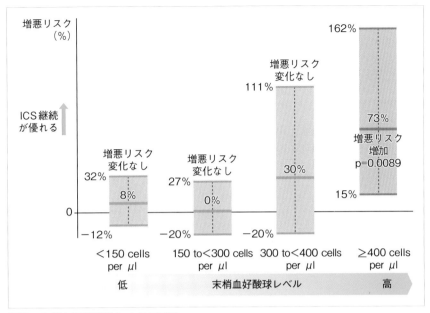

図5　末梢血好酸球数による層別化

（文献10）より引用）

がありそうです.

■ わが国では2020年に1つのデバイスの中にICS/LABA/LAMAが混在する製剤が2剤，いずれもCOPDを保険適応として発売されました．両剤とも現在症状がなければ喘息の既往があってもエントリーできるというデザインで中等症以上のCOPD患者を対象として行われ，両剤ともICS/LABAとLABA/LAMAに比較して，肺機能，QOLの改善に加えて増悪予防効果が報告されています（**図6**）[11]．これらの報告ではCOPDの前治療として過半数にICSが使用されており，結果をそのままわが国に当てはめて大丈夫かと心配になります．この点に関して，前治療のICS使用率が約30％のわが国のCOPD患者だけを対象にした研究においても同様の結果が報告されています[12]．

■ 結局，どのようなCOPDにICSを含む処方をすべきなのでしょうか．初めからACOの診断基準を満たすような典型的な症例に対してICSを含む製剤を使うことには異論はないでしょう.

■ 国際的なCOPDの診療指針であるGOLD（Global Initiative for Chronic Obstructive Lung Disease）[13]では，LAMAまたは/およびLABAからの初期治療のstep upにおいて，呼吸困難と増悪を指標とし，増悪時にICSを加えるタイミングとして，血中好酸球数≥300/μL，または血中好酸球数≥100/μLかつ中等度の増悪≥2あるいは入院≧1としています（**図7**）．ただし，ICSを追加した後に，肺炎，不適切な初期治療，またはICSに対する反応がない患者では，ICSの中止または切り替えを躊躇しないことも推奨されています.

■ 増悪抑制効果が一貫しないことに比べて，COPDの対するICSの副作用としての肺炎の発症は多くの臨床研究で示されています．わが国においても今後COPDにICS/LAMA/LABAが使用される頻度は高くなることが予想されます．ICSが必要な症例を適切に見極めることは

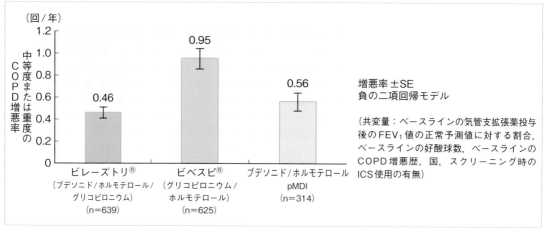

図6　中等度または重度のCOPD増悪率（第Ⅲ相国際共同臨床試験）
ビレーズトリ®の中等度または重度のCOPD増悪率*は0.46回/年であり、グリコピロニウム/ホルモテロール配合剤は0.95回/年，ブデソニド/ホルモテロール配合剤は0.56回/年であった.
中等度の増悪：全身性ステロイド薬および/または抗菌薬を3日間以上投与.
重度の増悪：COPD関連で医療機関に入院あるいは死亡.

（文献11）より引用）

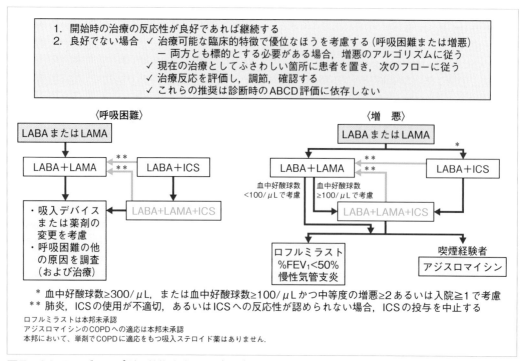

図7　GOLDのグループ別の薬物治療アルゴリズム

（文献13）より引用）

　もちろん，ICSを開始したら発熱，咳，痰，呼吸困難といった肺炎を疑わせる患者さんの症状の変化に注意することが必要です．もちろん，これまで以上にインフルエンザワクチンや肺炎球菌ワクチンの接種を勧めるべきことは言うまでもありません．

Case 22　70代男性　現在も喫煙を続けている重症COPD患者

　喘息の既往はありませんが，末梢血好酸球数が10%を超えることもあり，総IgE高値，ハウスダストに対する特異的IgE陽性です．症状は労作性の呼吸困難が主体ですが，時に発作性の喘鳴を伴う呼吸困難を生じることもあり，ACOとして中用量ICS/LABAが開始されました．LAMAは口喝などの副作用が強く使用できません．喘息発作用の症状が続くためICS/LABAが高用量に増量されたところ，市中肺炎を繰り返しています（図8）.

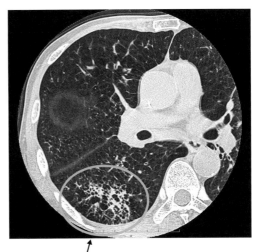

図8　胸部CT画像
70代男性COPD．ICS使用中の肺炎

肺炎像が認められる

　☞COPDでは感染免疫の低下があり，特に高用量ICSを使う場合には肺炎の発症に気をつける必要があります．肺炎以外にも，結核や肺真菌症の発生頻度も高いため，必要に応じて胸部X線やCTなどの画像診断も併用しながら呼吸器感染症に速やかに対応することが重要です．
　図7に示したGOLDの指針においても，ICSを追加しても効果が認められない場合および肺炎の合併が認められた場合には，ICSを中止することが推奨されています．

Case 23　82歳男性　COPD増悪を契機に入院が長期に及んだ症例

　ご高齢ですが，認知機能や身体機能は問題なく，日々の散歩を欠かさない日常生活を送っておられた軽症COPD患者さんです．併存症として安定した高血圧と狭心症があり内服治療中でした．長時間作用性の吸入薬が市販される前の患者さんで，テオフィリン薬とLAMAで管理していました．

☞約1週間の経過で感冒症状をきっかけとして呼吸困難，咳嗽，喀痰が悪化し，COPD増悪と診断しました．入院時の胸部X線（図9）では，右下肺野に肺炎像が認められます．加えて，ポータブルX線撮影ではありますがCOPDにしては心陰影が拡大しており，胸部CT（図10）では両側の胸水も認められ，心不全合併と考えました．喀痰のグラム染色では小型のグラム陰性桿菌が認められ，肺炎と心不全を合併した*H. influenzae*が原因の増悪と診断しました．

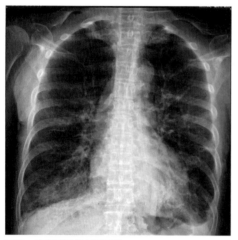

図9　胸部単純X線画像
右下肺野に肺炎像が認められる．

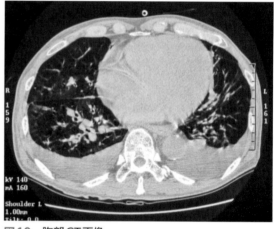

図10　胸部CT画像
両側に胸水が認められる．

■抗菌薬，気管支拡張薬に加えて，心不全に対して利尿薬を使用し，感染は改善しましたが，低酸素血症と心不全は改善せず，その後腎不全も併発し，一時血液透析も併用しました．日頃は比較的お元気だったので，これほど治療に手こずるとは予想外でした．

Pit Fall

　一見安定しているように見えても，高齢のCOPDでは，全身の生理機能は綱渡り状態で，ひとたび増悪すると，呼吸不全，心不全，腎不全というように全身が破綻してしまう怖い疾患であることを改めて認識させられました．幸いこの患者さんは数ヵ月の経過で回復されましたが，酸素と車椅子が手放せなくなり，自宅ではなく長期療養型病院への転院となりました．COPD増悪による生命予後，QOLそして長期入院による医療経済への悪影響は絶大です．増悪予防の重要性を改めて教えてくれた症例でした．

Case 24 **67歳男性　末梢血好酸球が高く，ICSが有効であった症例**

　16歳から64歳まで1日20本の喫煙歴がある男性患者さんです．喘息，アレルギー性鼻炎などアレルギー疾患の既往歴や家族例はありません．他院に市中肺炎で入院された際に，胸部CTで気腫化が著明であり，肺炎治癒後も労作性の呼吸困難が続くため呼吸器内科へ紹介となりました．身長170cm，体重65kgのやせ型の体型で，安静呼吸時の聴診ではラ音は認めず，全肺野で呼吸音が減弱しています．呼吸困難は労作時のみで発作性ではなく，初診時の末梢血好酸球数は正常範囲でした．肺機能は治療前FVC 2,970mL（85.8％），FEV1.0 1,360mL（43.6％），FEV1.0/FVC 45.8％であり，純粋な重症のCOPDとしてLAMAで治療を開始しました．

　LAMA開始後はFEV1.0が約300mL増加し，労作時の呼吸困難も改善しましたが，その後の3年間に感冒を契機とした増悪を年に複数回繰り返し，そのたびに外来で，抗菌薬や短期間の経口ステロイド投与を行っていました．3年間の間に呼吸困難も徐々に進行したため，LAMAをLAMA＋LABAへstep upしましたが，FEV1.0はLAMA＋LABA使用中にもかかわらずLAMA開始直後よりもさらに約200mL低下していました．喘息の合併を疑う所見はなく，それまでの年に1～2回の採血では末梢血好酸球は300/mm³以下が続いていたことと，吸入の本数をこれ以上増やしたくないと言われていたためICSの追加は行っていませんでした．ちょうど，ICS＋LAMA＋LABAの合剤が発売され，1本の吸入器での治療が可能となり，末梢血好酸球も434/mm³と増加していたため3剤合剤を開始したところFEV1.0は1,670mL（53.5％）まで増加し，呼吸困難は改善し，以後増悪は認められなくなりました．

　☞本文中に示したGOLDの治療指針に従えば，LAMA＋LABA使用中に末梢血好酸球数が100/mm³以上で増悪を繰り返していたためICS追加を考慮すべき症例でしたが，LAMA＋LABAとICSの2本の吸入を拒否されたためICSの導入が遅くなってしまいました．このような症例には今後，1本の吸入器で済むICS＋LAMA＋LABA合剤の有効性が期待されます．

（3）その他の薬物治療

■ テオフィリンとカルボシステインのような喀痰調整薬にも，COPD増悪抑制効果が示されています．

■ わが国でよく行われるマクロライド少量長期投与もCOPD増悪を有意に抑制することが示されていますが，投与によりマクロライド耐性菌の頻度が増加するため，すべての症例に第一選択として行う治療法ではありません．

文 献

1) 日本呼吸器学会COPDガイドライン第5版作成委員会編：COPD（慢性閉塞性肺疾患）診断と治療のためのガイドライン2018第5版．メディカルレビュー社，2018

2) Kiyohara K, et al：Changes in COPD mortality rate after amendments to the Preventive Vaccination Law in Japan. Eur J Public Health 23：133-139, 2013

3) Furumoto A, et al：Additive effect of pneumococcal vaccine and influenza vaccine on acute exacerbation in patients with chronic lung disease. Vaccine 26：4284-4289, 2008

4) Vogelmeier C, et al：Tiotropium versus salmeterol for the prevention of exacerbations of COPD. N Engl J Med 364：1093-1103, 2011

5) Zhou Y, et al：Tiotropium in Early-Stage Chronic Obstructive Pulmonary Disease. N Engl J Med 377：923-935, 2017

6) Calverley PMA, et al：Salmeterol and fluticasone propionate and survival in chronic obstructive pulmonary disease. N Engl J Med 356：775-789, 2007

7) Nannini LJ, et al：Combined corticosteroid and long-acting beta（2）-agonist in one inhaler versus long-acting beta（2）-agonists for chronic obstructive pulmonary disease. Cochrane Database Syst Rev 2012：CD006829, 2012

8) Magnussen H, et al：Withdrawal of inhaled glucocorticoids and exacerbations of COPD. N Engl J Med 371：1285-1294, 2014

9) Wedzicha JA, et al：Indacaterol-Glycopyrronium versus Salmeterol-Fluticasone for COPD. N Engl J Med 374：2222-2234, 2016

10) Watz H, et al：Blood eosinophil count and exacerbations in severe chronic obstructive pulmonary disease after withdrawal of inhaled corticosteroids：a post-hoc analysis of the WISDOM trial. Lancet Respir Med 4：390-398, 2016

11) Ferguson GT, et al：Triple therapy with budesonide/glycopyrrolate/formoterol fumarate with co-suspension delivery technology versus dual therapies in chronic obstructive pulmonary disease（KRONOS）：a double-blind, parallel-group, multicentre, phase 3 randomised controlled trial. Lancet Respir Med 6：747-758, 2018

12) Ichinose M, et al：Efficacy and Safety of Budesonide/Glycopyrrolate/Formoterol Fumarate Metered Dose Inhaler Formulated Using Co-Suspension Delivery Technology in Japanese Patients with COPD：A Subgroup Analysis of the KRONOS Study. Int J Chron Obstruct Pulmon Dis 14：2979-2991, 2019

13) Global Initiative for Chronic Obstructive Lung Disease（GOLD）：2020 GLOBAL STRATEGY FOR PREVENTION, DIAGNOSIS AND MANAGEMENT OF COPD. https://goldcopd.org/gold-reports/（2021年2月閲覧）

索　引
INDEX

松瀬　厚人（まつせ　ひろと）

東邦大学医療センター大橋病院呼吸器内科教授・同院院内感染対策室長・同院院長補佐・同院診療支援部長

〈履　歴〉

平成　1 (1989) 年3月	大分医科大学医学部卒業
平成　1 (1989) 年6月	長崎大学医学部第二内科入局
平成　3 (1991) 年6月	国立嬉野病院内科
平成　5 (1993) 年9月	長崎大学医学部第二内科医員
平成　8 (1996) 年6月	長崎市立病院成人病センター内科
平成　9 (1997) 年6月	南フロリダ大学内科免疫アレルギー部門 post doctoral fellow
平成11 (1999) 年6月	慈恵会小江原中央病院内科
平成13 (2001) 年6月	長崎大学医学部第二内科助手
平成18 (2006) 年4月	長崎大学医学部第二内科講師
平成19 (2007) 年6月	長崎大学医学部・歯学部附属病院治験管理センター准教授
平成21 (2009) 年7月	長崎大学大学院医歯薬学総合研究科展開医療科学講座呼吸器病態制御学分野准教授
平成26 (2014) 年4月	東邦大学医療センター大橋病院呼吸器内科教授として現在に至る

〈資　格〉

1. 医学博士（長崎大学）
2. 日本内科学会総合内科専門医，指導医
3. 日本呼吸器学会専門医，指導医，アレルギー・免疫・炎症学術部会プログラム委員，「咳嗽に関するガイドライン初版・第2版」作成委員，「咳嗽・喀痰の診断ガイドライン2019」作成委員，「COPD（慢性閉塞性肺疾患）診断と治療のためのガイドライン第3版・第4版・第5版・第6版」作成委員
4. 日本アレルギー学会専門医，指導医，代議員，「喘息予防・管理ガイドライン2015・2018・2021」作成委員，アレルギー編集委員，試験問題作成委員会委員
5. 国際喘息学会日本・北アジア部会　幹事
6. 日本アレルギー協会関東支部　評議員
7. 日本臨床生理学会評議員，理事
8. 日本呼吸器財団評議員
9. 独立行政法人医薬品医療機器総合機構　専門委員
10. ICD (Infection Control Doctor)

検印省略

CHECK LISTとCaseでわかる！
喘息・COPD・ACO増悪マネジメント
定価（本体 2,800円＋税）

2021年4月3日　第1版　第1刷発行

著　者　松瀬　厚人
発行者　浅井　麻紀
発行所　株式会社 文光堂
　　　　〒113-0033　東京都文京区本郷7-2-7
　　　　TEL（03）3813 - 5478（営業）
　　　　　　（03）3813 - 5411（編集）

©松瀬厚人, 2021　　　　　　　　印刷・製本：真興社

ISBN978-4-8306-1737-9　　　　Printed in Japan